Teoria da musicoterapia

Dados Internacionais de Catalogação na Publicação
(CIP) (Câmara Brasileira do Livro, SP, Brasil)

B411t Benenzon, Rolando

Teoria da musicoterapia: contribuição ao conhecimento do contexto não-verbal/ Rolando Benenzon [tradução de Ana Sheila M. de Uricoechea]. — 3. ed. —São Paulo: Summus, 1988.

Título original: Teoría de la musicoterapia
Bibliografia.
ISBN 978-85-323-0340-0

1. Musicoterapia I. Título.

88-1971

CDD-615.85154
NLM-WB 550

Índices para catálogo sistemático:

1. Musicoterapia   615.85154

www.summus.com.br

Compre em lugar de fotocopiar.
Cada real que você dá por um livro recompensa seus autores
e os convida a produzir mais sobre o tema;
incentiva seus editores a encomendar, traduzir e publicar
outras obras sobre o assunto;
e paga aos livreiros por estocar e levar até você livros
para a sua informação e o seu entretenimento.
Cada real que você dá pela fotocópia não autorizada de um livro
financia o crime
e ajuda a matar a produção intelectual de seu país.

Teoria da musicoterapia

Contribuição ao conhecimento do contexto não-verbal

Rolando Benenzon

summus editorial

Do original em língua espanhola
TEORÍA DE LA MUSICOTERAPIA
Copyright © 1988 by Rolando Benenzon
Direitos desta tradução adquiridos por Summus Editorial

Tradução: **Ana Sheila M. de Uricoechea**
Capa: **Odile M. Tresca**

Summus Editorial
Departamento editorial
Rua Itapicuru, 613 – 7º andar
05006-000 – São Paulo – SP
Fone: (11) 3872-3322
http://www.summus.com.br
e-mail: summus@summus.com.br

Atendimento ao consumidor
Summus Editorial
Fone: (11) 3865-9890

Vendas por atacado
Fone: (11) 3873-8638
e-mail: vendas@summus.com.br

Impresso no Brasil

ÍNDICE

Prefácio 7

CAPÍTULO I 11

Musicoterapia: Definição — Esclarecimento dos Termos — Música — Complementos Sonoros — Comple⁻.ɔ Som-Ser Humano-Som.

CAPÍTULO II

1.ª Parte 33

Os princípios fundamentais da Musicoterapia: O Princípio de ISO. Significado ISO Gestáltico — ISO Cultural — ISO Grupal — ISO Universal — ISO Complementário — Conceitos Gerais — Dinâmica entre os mesmos. Impriting — Objeto Intermediário — Conceito — Objeto Integrador

2.ª Parte 63

Musicoterapia Didática — Posição — Conceito — Objetivos — Locais de Trabalho. Gabinete de Musicoterapia — Instrumental — Corporal — Natureza — Natatórios — A Água — Criado — Musical Propriamente Dito — Eletrônico — Conceito de Regressão.

CAPÍTULO III 95

História de Marcelito — Exemplo de uma Sessão de Musicoterapia — Reflexão em Torno do Contexto Não-Verbal.

CAPÍTULO IV 105
Musicoterapia Didática — Sua técnica

CAPÍTULO V 141
A Avaliação Neurosonora-musical e o Tratamento Musicoterapêutico do Afásico — Contribuição para uma Neurosonorologia Musical (Musicoterapeuta Gabriela Wagner)

Glossário 171

Bibliografia 175

Vinte e Cinco Anos com a Musicoterapia 179

PREFÁCIO

Não obstante o extraordinário desenvolvimento da Musicoterapia no mundo, persiste, em todos os ambientes em que se exerce ou se ensina esta especialidade, a carência de maior profundidade nos seus fundamentos teóricos, a fim de que se torne cada vez mais científica e sistemática a prática desta moderna disciplina paramédica. Ao mesmo tempo, consta-nos existir uma preocupação centralizada no que diz respeito aos programas de formação de musicoterapeutas a nível universitário. Entre outros méritos, esta obra conta com o de trazer valiosas contribuições em ambos os aspectos.

O dr. Rolando Benenzon retoma temas que o preocupam, quase que desde o início de sua adesão à Musicoterapia, buscando incansavelmente, e cada vez com maior lucidez, as suas raízes mais profundas. Desde as suas definições da Musicoterapia e seu campo de ação ao postulado da Musicoterapia Didática, passando pelo princípio de ISO, observamos em Benenzon um desenvolvimento notável, até à consolidação do que se diria tratar-se mais de um estilo — do que de uma orientação — profissional; um estilo em que se integram harmoniosamente saudáveis influências (como Edgar Willens, psicopedagogo musical, ou Maria Ester Grebe, etnomusicóloga, entre outros) junto a rasgos, sem dúvida, originais.

Proponho ao leitor, como forma de apresentação, um breve itinerário através de alguns conceitos essenciais em que a obra se baseia e que considero especialmente valiosos:

"O ser humano é um todo, e a Musicoterapia é a técnica que mais se dirige ao todo do indivíduo."

"A comunicação gratificante é a pedra angular da saúde mental."

"O conceito que faço do ISO é o de que ele se produz desde o início da fecundação e que significa o processo dinâmico e complexo, que passa a ser atributo do ser humano."

"As expressões não-verbais, como a música, a dança e os gestos, surgem da necessidade de evocar e de reeditar os vínculos materno-fetais, materno-infantis e com a natureza, como desdobramento dos mesmos."

"Lamentavelmente, a evolução da nossa civilização vai tornando cada vez mais estéreis esses vínculos."

"...Assinalo o grave questionamento que faço à Musicoterapia receptiva... o receber passivamente um fenômeno sonoro musical... quando há possibilidade de que desapareça o outro ser humano, como alternativa de vínculo, começa a funcionar o sintoma de isolamento com todas as conseqüências que dali derivariam; conseqüências que estamos observando no nosso século, com o aparecimento cada vez mais profundo da cibernética e da onipotência colocada na computação. A partir daí surge a Iatrogenia Musicoterapêutica."

"Os limites no contexto não-verbal são imprecisos; sendo assim, é necessário trabalhar-se com o máximo cuidado e precisão. Talvez que esta dificuldade de encontrar limites converta certos profissionais, entre os quais se incluem os musicoterapeutas, em seres onipotentes, que utilizam esses elementos com muito pouca precaução."

"Apesar de, em princípio, parecerem ou serem diretivas, as propostas apresentadas ao grupo por um musicoterapeuta e o musicoterapeuta se tornam cada vez mais aleatórias; e chega o momento em que desaparecem totalmente, quer dizer, o grupo torna-se autógeno e produz as suas próprias propostas."

"No trabalho, dentro de um contexto não-verbal, não aparecem os atos falhos. O que se logra é a saída direta das energias, desde o inconsciente, sem necessidade de utilizar os mecanismos de defesa."

Uma das principais contribuições da obra de Benenzon constitui-se no extenso e detalhado capítulo dedicado à Musicoterapia didática, ou seja, à técnica ao autoconhecimento dos próprios mecanismos musicais do praticante ou futuro musicoterapeuta, mecanismos que o autor engloba ao conceito de ISO (dos diferentes ISOS), através da prática musicoterapêutica em um grupo operativo. Esta experiência fundamental tende a constituir parte do programa de capacitação profissional em alguns centros atualizados de preparação de musicoterapeutas, recebendo diferentes denominações. É oportuno recordar que, na ocasião em que se realizou em Buenos Aires o Primeiro Simpósio Latino-Americano de Musicoterapia, no ano de 1967, no meu trabalho "Relação do Músico com a Música", assinalava, creio que pela primeira vez em nosso ambiente, a necessidade de que à semelhança da psicanálise didática, os musicoterapeutas se submetessem à enriquecedora e inesquecível experiência da sua própria Musicoterapia didática.

Realmente me alegra comprovar quanto caminho já foi percorrido nesse sentido por Benenzon e seus discípulos, que oferecem a profissionais e estudantes um corpo prolixamente sistematizado, com valiosas experiências.

Os excelentes trabalhos dos musicoterapeutas que têm colaborado com o autor valorizam a tese de que realmente existe uma escola musicoterapêutica argentina, com técnicas próprias, nascidas do exercício de uma docência qualificada.

Um parágrafo especial para a contribuição da musicoterapeuta Gabriela Wagner, autora do capítulo sobre afasias; trata-se de um trabalho científico, autônomo de aplicação do esquema referencial de Benenzon ao problema concreto, que inclui diagnóstico e tratamento mediante Musicoterapia de distintos tipos de afasias. Consta de uma introdução conceitual ao tema, seguida de considerações a respeito da sintomatologia e classificação das afasias. A Gabriela Wagner pertence a proposta da ficha Neuro-Sonoro-Musical, assim como a casuística que ilustra e orienta acerca das técnicas de tratamento musicoterapêutico do paciente afásico.

A vocação musicoterapêutica e didática do psiquiatra Benenzon, que pertence ao grupo iniciador da Musicoterapia na Argentina e na América do Sul, se vê refletida em cada página desta obra, que, sem dúvida, haverá de informar, esclarecer, instruir e, sobretudo, servirá para despertar e estimular vocações. Diante deste trabalho que se escreve em um período de maturidade de pensamento da Musicoterapia na Argentina, devo dizer que me sinto identificada com o seu enfoque aberto, criativo, integrador, plenamente humano, pelo que lhe desejo uma grande projeção.

Violeta Hemsy de Gainza

CAPÍTULO I

Musicoterapia: Definição — Esclarecimento dos Termos — Música — Complementos Sonoros — Complexo Som-Ser Humano-Som

"A Musicoterapia é o campo da medicina que estuda o complexo som-ser humano-som, para utilizar o movimento, o som e a música, com o objetivo de abrir canais de comunicação no ser humano, para produzir efeitos terapêuticos, psicoprofiláticos e de reabilitação no mesmo e na sociedade." (8)

Com essa definição, procuro esclarecer que o termo Musicoterapia se apresenta limitado sob alguns aspectos.

Sendo assim, tratarei de conceitualizar alguns termos para obter referências claras.

A palavra "música".

Ao falar somente de música, limitamo-nos a todo um mundo de fenômenos acústicos e de movimento, que envolvem e tornam possível o fenômeno musical. Mas esses fenômenos separados e livres podem ser definidos como não-musicais e servir aos efeitos terapêuticos, tanto ou mais que o fenômeno musical propriamente dito.

A música é arte e ciência, dois elementos que correspondem a um processo evolutivo do ser humano.

Quando, através do tato, percebemos o pulso, que é o ritmo que produz o fluir do sangue pela artéria radial, estamos realmente percebendo um ritmo não-audível, mas igualmente capaz de se poder imitar com um movimento de pés, de palmas ou de voz.

Não estamos fazendo música e, no entanto, é algo de grande importância para a Musicoterapia.

Cita J. Welf, em sua *História da Música*,(1) como saber de que modo o homem descobriu o som musical? Se foi por imitação do canto dos pássaros, se foi sugerido pelo fenômeno do eco ou pelo soprar do vento; se excitaria a sua curiosidade o som produzido por tubos de cana, de comprimentos diferentes, ou da corda do seu arco de caçador ou se o ponto de partida foi talvez as suas tentativas para fazer ouvir a sua voz a grandes distâncias?

O certo é que todas as fábulas e lendas relativas à invenção da música, que partem da corda estendida sobre o casco da tartaruga, do martelo do ferreiro e das musas que habitavam à beira das águas, parecem indicar, claramente, que a professora do homem, nessa empresa, foi sem dúvida a natureza; uma vez desperto o sentido do sonoro, a diferenciação dos sons deveria seguir-se imediatamente; bastaria que nos gritos e chamados uma criança unisse a sua voz à do seu pai, e o intervalo de oitava estaria criado. Nas distâncias distintas de cordas estendidas, nas madeiras e tubos, o interesse de investigar do homem iria descobrindo pouco a pouco o sentido das diferenças de sonoridade. As divisões mais elementares lhe ensinariam rapidamente a conhecer a oitava, a quinta ou a quarta e assim sucessivamente, até chegar ao tom inteiro e ao semitom. O pulso, o ato de andar, o ruído dos cascos do seu cavalo ao trote, a queda de gotas de água e o impacto das ondas ao se romperem poderiam haver suscitado no homem, em sua imaginação, as primeiras figuras rítmicas.

Proponho outra dimensão de observação citando John Redfield em *Música, Ciência e Arte*.(2) Na produção da música devem contribuir três indivíduos: o compositor, o fabricante do instrumento e o intérprete. Nenhum deles, isoladamente, nem mesmo dois deles, juntos, podem produzir música. Enquanto os três não cheguem a colaborar intimamente, e a atmosfera que existe entre o instrumento e o ouvido do ouvinte não esteja impregnada pela execução do instrumento, a música não se produz.

Essa impregnação da atmosfera é a música; em última análise, a música é algo que ocorre no ar e nenhuma outra coisa.

Redfield procura definir a música, dizendo: "...A música utiliza, pois, oito fatores: melodia, harmonia, ritmo, forma, tempo. dinâmica, timbre e cor. Mas os utiliza de uma forma particular, com a finalidade de que o produto, uma vez terminado e composto desses oito fatores, satisfaça certa condição muito definida, ou seja, que o produto seja *belo*".

Muito antes da criação do som musical, ontogênica e filogenicamente, encontram-se infinitos fenômenos acústicos de fundamental valor para a Musicoterapia.

Esses fenômenos acústicos são os que permitem ao ser humano a possibilidade de reconhecer e de redescobrir os fenômenos sonoros externos e recriá-los, para os transformar em linguagem musical. Esta

12

seria a minha concepção para compreender a aproximação do homem ao fenômeno musical.

Esses fenômenos acústicos, sonoros, vibratórios e de movimento surgem desde o preciso momento em que o óvulo se une ao espermatozóide para formar o princípio de um novo ser. Nesse instante, existem infinitos processos que rodeiam esse ovo que se aninha no útero, e que produzem, por sua própria dinâmica, movimento, vibração e som.

Exemplos desses elementos são: o roçar das paredes uterinas, o fluxo sangüíneo das veias e artérias, ruídos intestinais, sons de murmúrios da voz da mãe, sons e movimentos de inspiração e de expiração, movimentos mecânicos e de atrito, tanto viscerais, articulares, musculares, de processos químicos e enzimáticos, assim como o de muitos outros.

Todos esses fenômenos podem ser incluídos dentro de um termo, que seria o de "complementos sonoros".

Chamo "complementos sonoros" a todos os fenômenos acústicos e vibratórios que rodeiam esse óvulo que logo será feto e que são o resumo e a circunstância da própria vida desse embrião.

Esses complementos sonoros irão formar o engrama mnêmico que repercutirá posteriormente nas diferentes características vinculares desse ser. Cada inflexão de voz, as modificações rítmicas do pulso, a inspiração mais marcada e a expiração entrecortada, que fazem parte de episódios, de experiências da vida vincular entre esse feto e sua mãe, terão relevante importância.

Sendo assim, todas as experiências vinculadas durante a gestação serão complementadas por vivências sonoras vibratórias e de movimentos que constituem os principais meios de estímulo e comunicação nessa etapa do desenvolvimento.

Quando me refiro a complementos sonoros, o faço sempre descrevendo-os como fazendo parte da etapa gestacional. Logo após o nascimento perdem força, pois aparecem em cena outras circunstâncias, como a social e cultural, que passam a estimular através de outros ângulos.

Na época fetal, os complementos sonoros fazem parte do mosaico genético herdado da identidade sonora do ser humano, o ISO.

Voltando à definição, resta o fato de explicar três aspectos a serem utilizados: o movimento, o som e a música.

Quanto à ordem dos termos, o primeiro que aparece é o movimento, que traz implícito o som e, finalmente, colaboração e a estruturação histórica, que criará a linguagem musical.

A linguagem musical requer, para o seu aparecimento, um processo de milhares de anos de evolução. O belo canto de um pássaro, que atrai a sua fêmea, levou à espécie uma longa história evolutiva, que permitiu estruturar esse ritmo, essa melodia para essa finalidade.

Conceitualizar os outros termos, como o movimento, som e inclusive o silêncio, é uma tarefa que se torna especulativa.

Por exemplo: segundo a Enciclopédia Sopena,(3) um corpo está em movimento quando ocupa sucessivamente diferentes posições no espaço.

O movimento é relativo, uma vez que não se conhece um só ponto no universo que se encontre em repouso absoluto e com relação ao qual os outros corpos se movam. Esse mesmo conceito é válido com referência ao silêncio, partindo do princípio de que ele também é uma identidade relativa. Não se crê que exista o silêncio absoluto. Algo pode ser mais silencioso que outra coisa. Sendo assim, o conceito de silêncio como ausência de som não existe.

Voltando então à palavra Musicoterapia e tendo esclarecido a limitação da parte música, observamos alguns aspectos do outro componente, ou seja, terapia.

A palavra vem do grego, e quer dizer: "parte da medicina que ensina os preceitos e remédios para o tratamento e cura das enfermidades".

É o momento de dizer que a Musicoterapia, segundo a própria palavra, tem como objetivo fundamental a terapia.

Esse conceito, talvez simplista, tem como finalidade valorizar o aspecto terapêutico sobre o musical. E compreendemos, ao longo deste tratado, que se confundem os termos e se dá mais ênfase ao problema musical, sendo este último um elemento que só distingue os meios e as técnicas do verdadeiro objeto, que é o terapêutico.

Não obstante, devemos estender o conceito dos objetivos que se pretendem com a utilização do som.

Psicoprofilaxia, o campo mais real da medicina.

A utilização de técnicas de Musicoterapia durante a gravidez, parto e primeiro ano de vida destina-se a prevenir posteriores alterações emocionais e de conduta.

Reabilitar, recuperar e adestrar são outras das alternativas a destacar.

A Musicoterapia é o campo da medicina...

Medicina vem do latim e significa: "Ciência e arte de precaver e de curar enfermidades".

Duas questões sensíveis: onde estão os limites desse campo e quem são os que a exercem?

O objetivo da Musicoterapia, no campo da medicina, é universal, com contribuição ao desenvolvimento do ser humano como totalidade indivisível e única.

O ser humano não é corpo e mente ou corpo mais mente, nem psique e soma ou psique e alma, nem matéria e espírito; é um todo; e a Musicoterapia (que, praticamente, entre todas as especialidades médicas utiliza elementos abstratos que não se vêem e que somente se percebem com o transcorrer do tempo) é a técnica que mais se dirige à totalidade do indivíduo.

Atualmente o campo da medicina é arado por diversos profissionais e especialistas que não são formados em medicina, mas que, sem dúvida, contribuem no sentido de treinar, reabilitar e recuperar a pessoa enferma, ou diferente, ou incapacitada. Esses são chamados paramédicos, psicólogos, educadores, técnicos.

Onde colocaremos o musicoterapeuta? Esta será uma pergunta que iremos resolver no decorrer deste tratado.

Estuda o complexo som-ser humano-som. . .

O complexo som-ser humano-som é um impressionante *feedback*, uma espécie de círculo infinito que começa por um estímulo que, desde um longo processo, termina por produzir um outro que, por sua vez, enriquecerá sucessivamente outro estímulo (Fig. 1).

A compreensão da dinâmica desse complexo e de todo o funcionamento dos diferentes processos que o alimentam sustentam as bases da Musicoterapia.

O complexo é formado por cinco setores, que se interrelacionam de forma autônoma, em cada uma de suas diferentes partes.

Por isso o esquema da Figura 1 apresenta-se com as setas da direita para a esquerda, de cima para baixo e vice-versa, respectivamente.

No setor A encontram-se caracterizados os elementos produtores do som. Alguns desses elementos serão encontrados no setor E.

O valor humano é um dos instrumentos sonoros mais importantes, tanto como reprodutor quanto criador de estímulos. É reprodutor dos sons da natureza, mas também um exteriorizador da sua sonoridade interior e um criador da conjugação de ambos.

Coloquei em primeiro lugar a natureza e logo a seguir o corpo humano.

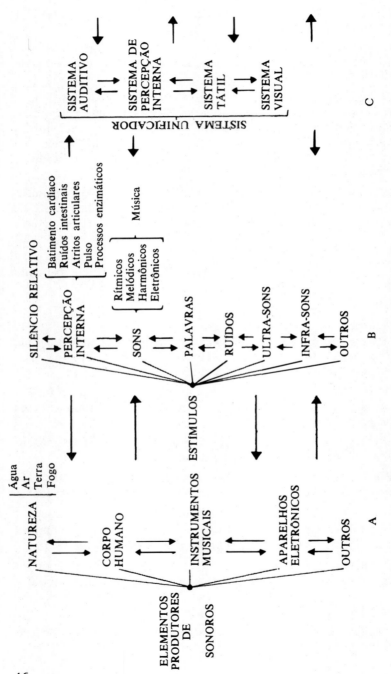

COMPLEXO SOM-SER HUMANO-SOM

Figura 1

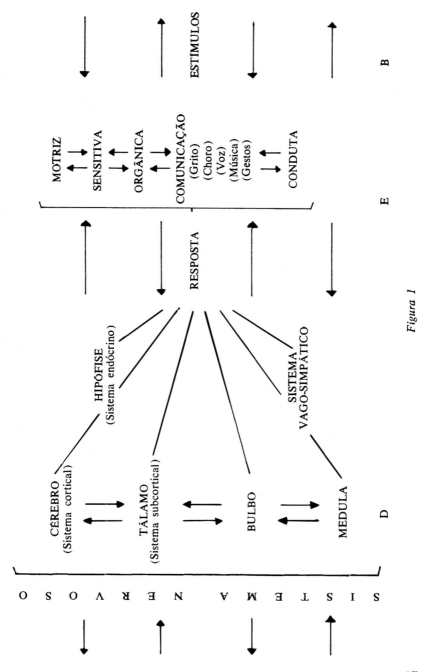

Figura 1

Os grandes prolongamentos do interior do corpo humano, como a laringe, os braços, as pernas, as mãos, os pés, os dedos, a língua, a boca, a pele converter-se-ão nos instrumentos musicais que irão servir como objeto intermediário, quando usados em função da Musicoterapia.

Pouco a pouco o processo evolutivo intelectual provocará a separação e independência deles, tanto do corpo humano de onde derivam, como da natureza, fazendo o aparecimento dos instrumentos musicais propriamente ditos, os instrumentos eletrônicos, os sintéticos.

Esses aparelhos eletrônicos vão criando um mundo próprio e perigoso à medida que se afastam dessa origem humana. Provocam lentamente o isolamento e condicionamento do ser humano, anulando grande parte do seu sistema de percepção.

O homem estabelece um jogo duplo no seu desenvolvimento até a cibernética. Um jogo sedutor, que preconiza a maior e melhor sobrevivência da espécie e, por outro lado, que carrega implícitos os fatores de anulação e destruição da mesma. O sintetizador eletrônico não escapa a esse jogo duplo.

Passemos ao setor B. Aqui se encontram todos os estímulos sonoros possíveis. O movimento, a origem do som e do silêncio relativo. Desde o audível a algo menos audível. Desde um som percebido conscientemente a um som malpercebido em outros níveis.

O tremor de uma folha, o vôo de um pássaro, o coaxar de uma rã, o respirar, o chorar.

Há outros sons que nascem do interior do corpo humano.

Chamamos sistema de percepção interna o conjunto de receptores que detectam tudo quanto ocorre no interior do corpo humano.

Múltiplos movimentos e sonoridades em incessante movimento.

Possivelmente um dos grandes defeitos do processo gratificante da música seja o reconhecimento externo desses sons interiores.

Costumam-se chamar de sons regressivo-genéticos aqueles que são percebidos no interior do ser humano e que a sua exteriorização e posterior audição produzem nele sensações e condutas que o transportam a etapas evolutivas primárias. Exemplos desses sons são: batimento cardíaco, sonoridades de inspiração e de expiração, sons de água, ruídos intestinais, atritos articulares, movimentos musculares.

São os sons propriamente ditos que no seu processo evolutivo e em suas múltiplas e infinitas combinações produzem a música. Sons rítmicos, melódicos, harmônicos e eletrônicos.

As palavras — estas levaram gradativamente à estruturação da linguagem falada, constituindo o campo do verbal.

Essa linguagem falada tem validade como alternativa de comunicação, sempre e quando rodeada dos seus símbolos e códigos, de toda a riqueza sonora, canto e filogenética, plasmada ao longo da evolução da espécie e do indivíduo em questão.

A palavra "mamãe", com toda a força simbólica que tem intrinsecamente, não se diferenciará em absoluto de outras palavras se não trouxer consigo todos os parâmetros de sonoridade de exteriorizações afetivas e vivenciais do ser humano que a emite.

A linguagem falada necessita forçosamente de um contexto social para ser entendida e de uma história comum para ser compreendida.

Quanto mais elementos do contexto não-verbal acompanhar um símbolo, melhor será o seu objetivo de comunicação.

Nem todos os elementos do setor B servirão para a comunicação; alguns deles produzirão, por sua vez, a incomunicabilidade e o isolamento e podem constituir uma situação de perigo para o ser humano.

Mal utilizados, conduzem à involução, à destruição e à morte.

Chamo de estímulo nocivo aquele que produz o bloqueio, a anulação e/ou destruição de algum sistema de percepção, como os descritos no setor C.

Os aparelhos eletrônicos se afastam paulatinamente do ser humano e da sua natureza, com as nefastas conseqüências sobre o mesmo e a lenta, mas inevitável, anulação das suas capacidades sensitivas.

A máquina transformará o corpo humano em um atrofiado e deteriorado sistema.

Vejamos dois exemplos extraídos do livro de Theodore Berland, *Ecologia e Ruído*:(4)

"O dr. Samuel Rosen, pertencente ao Hospital Monte Sinai e à Universidade de Colúmbia, em Nova York, vem estudando os membros da tribo Mabaan, que é um povo anterior à civilização do Nilo — pagão, primitivo e tribal —, cujo estado de desenvolvimento cultural é o da idade neolítica. Todos os mabaanes, informou Rosen, desde os 10 até os 70 anos têm um ouvido muito mais apurado do que as pessoas de igual idade que vivem em zonas industriais dos Estados Unidos."

Exceto pelo balido de uma cabra e outros sons da natureza, os mabaanes vivem em um ambiente dramaticamente tranqüilo, quase silencioso.

O bombardeio do ruído que existe em nossa cultura e a virtual ausência do mesmo na deles pode ser um dos fatores responsáveis para que tenham um ouvido superior. Descobrimos que, em média, o mabaan de 75 anos pode ouvir tão bem como o norte-americano de 25 anos.

O segundo exemplo é o seguinte: ...O motivo pelo qual os conjuntos de *rock-and-roll* são mais ruidosos que os antigos conjuntos de música dançante e muito mais do que as orquestras deve-se ao fato de que os conjuntos de *rock-and-roll* são eletrônicos.

Seus instrumentos estão equipados com microfones estruturais que captam os sons e os enviam a amplificadores eletrônicos, os quais amplificam o som eletricamente e o transportam a microfones que, por sua vez, lançam ao ar os sons amplificados. Os microfones estão colocados entre os músicos, sobre o palco e em direção ao auditório.

De modo que, na realidade, existem duas razões para que a música seja forte. Uma é que agrada os adolescentes e eles querem que sejam assim. A outra é que os engenheiros eletrônicos desenharam e os fabricantes de instrumentos produziram os diabólicos instrumentos que conseguem produzir esse criminoso som.

Um dos principais fabricantes, a Baldwin Piano & Organ Co., de Chicago, vende o Baldwin Exterminator, que ostenta 250 watts de potência máxima.

Este traz na sua face posterior uma etiqueta vermelha, com as seguintes palavras: "A Companhia Baldwin não se responsabiliza pela perda ou deterioração da audição devido ao uso deste amplificador". Um gerente de venda da Baldwin explicou que a companhia não está preocupada com o fato de que esses instrumentos possam causar a perda da audição mas sim que devem fornecer aos clientes o que eles pedem.

O dr. David M. Lipscomb, diretor do serviço clínico de audiologia da Universidade de Tennessee, chefiou uma equipe que examinou o sentido auditivo de 3.000 estudantes da escola secundária de Knexville e 1.600 que acabavam de entrar na Universidade.

Nos horrorizou descobrir que a audição de muitos desses estudantes estavam deterioradas a nível de uma pessoa de pelo menos 65 anos.

Os jovens com perda do sentido auditivo haviam estado expostos, com freqüência, não só à música alta, como também ao ruído de motores e de armas de fogo.

Os ruídos trabalharam cinergeticamente sobre a audição desses jovens, de modo semelhante ao de outros venenos do nosso meio ambiente, que trabalham juntos, de maneira infame, para destruir a nossa saúde.

Este seria o enfoque a respeito do ruído como fator nocivo sobre o sistema auditivo.

Mas existem outros sons, não audíveis conscientemente, mas que também penetram e estimulam os sistemas de percepção. Estes sons, aos quais pertencem os chamados infra-sons, provocam impacto no inconsciente do indivíduo, burlando os mecanismos de defesa do seu próprio Eu. Este fato ocasiona riscos perigosos no uso de infra-sons, tanto quanto daqueles que não o são, mas que atuam da mesma forma, pois, como os medicamentos psicotrópicos ou drogas, provocam e mobilizam condutas e emoções não controláveis.

O fato da possibilidade da utilização desses sons no condicionamento de massas, com motivos sócio-políticos, nos obriga a realizar sérias investigações para determinar seus reais efeitos e buscar a proteção contra os mesmos.

Setor C. Aqui se encontram os quatro sistemas de percepção do som.

O sistema auditivo, que coloquei em primeiro lugar, não é precisamente o mais importante, embora obviamente seja o indicado para perceber especialmente o som.

Sem dúvida, outros sistemas como o tátil, podem ser, em algumas circunstâncias, predominantemente perceptivos do som. Por exemplo, naqueles que perderam a capacidade auditiva, ou seja, os surdos e hipo-acústicos.

Para compreensão do que virá mais adiante creio que devemos falar o que significa o mundo do não-verbal, um sistema englobador de todos os receptores perceptivos do som. É aquele sistema que termina por sintetizar, em definitivo, toda a informação percebida, que logo repercutirá no sistema nervoso. Chamarei a este sistema de unificador.

O mundo do não-verbal está enriquecido por infinitos parâmetros, dos quais conhecemos muito pouco, ou seja: timbre, intensidade, densidade, volume. Todos estes parâmetros estão presentes ao mesmo tempo em determinado momento, mas as suas infinitas variações nas inter-relações fazem com que varie constantemente uma mensagem da outra. Esse sistema unificador permite o reconhecimento de mensagens definidas. Mais que nenhum outro, os estímulos sonoros necessitam desta função múltipla do sintetizador da informação, que chega por diferentes sistemas de percepção.

A raiz disso, insisto, é o perigo dos aparelhos eletrônicos, como por exemplo os *walkman* ou os audífonos que obrigam a dicotomizar os estímulos percebidos. Esses aparelhos vão produzindo, sobretudo no adolescente tão afeiçoado a eles, a atrofia do sistema unificador que enriquece a informação. Obriga-os a dicotomizar partes do seu corpo; escutam com o ouvido certos estímulos, enquanto que o resto do corpo se mantém inerte ou fazendo outra coisa.

É assim que as alterações e deficiências em qualquer destes sistemas de percepção produzem alterações nos outros, modificando a informação do sistema unificador no sistema nervoso. Um estímulo sonoro musical é percebido simultaneamente pelo sistema auditivo, pelo sistema tátil, pelo plexo solar, pelos receptores articulares e musculares. Um *walkman* deixa sem efeito o sistema tátil.

Esse esquema geral nos mostra a necessidade de um estudo multidisciplinar, para que se possa compreender o contexto não-verbal.

Os setores A, B e C são objeto de estudo das ciências sociológicas, ecológicas, ciências naturais e físicas.

Os setores C, D e E são objeto de estudo da neurofisiologia e da psicologia.

No setor D figura o sistema nervoso com os seus quatro importantes níveis: cérebro, tálamo, bulbo e medula, os quais serão atingidos segundo o aspecto do som.

Considerando que o tálamo é a área onde chegam as sensações e emoções que ocorrem em um plano não consciente, pode-se dizer que, mediante um ritmo musical, podemos condicionar uma resposta inconsciente automática.

Uma pessoa pode tamborilar com os seus dedos ou assoviar, acompanhando a música a nível do tálamo; mas, somente a nível cortical é possível apreciar conscientemente uma música. Por isso, o ritmo e, portanto, a melodia, são atributos do homem e dos animais, pois ambos se desenvolvem a nível subcortical, mas a harmonia, que já é um produto intelectual, só se pode realizar a nível cortical e é atributo exclusivo do homem; é ali, na passagem do tálamo ao córtex, que os elementos musicais e sonoros sofrem inibições e desdobramentos que ainda desconhecemos.

O sistema reticular é o ponto em que se entrecruzam as fibras que levam as senso-percepções e onde se presume que microlesões podem produzir graves alterações dessas senso-percepções, provocando no indivíduo reações diferentes, não habituais e, aparentemente, incoerentes.

Tal é o caso das crianças autistas.

A toda essa profunda complexidade do sistema nervoso, soma-se a inter-relação com o sistema endócrino, através das vias tálamohipofisárias e com o sistema vago-simpático, em suas conexões com a medula e o bulbo. Um exemplo desse processo nos dão as mães que, ao ouvir de longe o choro do seu filho recém-nascido, imediatamente têm secreção láctea que não podem conter. Esse mesmo choro do recém-nascido costuma favorecer a hemostasia do parto. Isto ocorre porque a via auditiva atua sobre o tálamo, via hipófise, e esta segrega o hormônio ocitócico, que provocará a contração uterina.

A grande maioria dos estímulos sonoros que agem sobre o sistema nervoso são canalizados através dos níveis subcorticais.

Por isso, a utilização do som se justifica nas patologias que comprometem todo o sistema nervoso, seja este comprometimento de tipo orgânico ou psicológico, desde a psicose à deficiência mental ou as afasias.

Chegamos assim ao setor E, onde se observem as diferentes respostas possíveis.

Um som pode produzir um resposta matriz: andar, correr, marchar, dançar, ou uma resposta emotiva: chorar, rir, emoções, ou uma resposta orgânica: rubor, secreções diversas, descontração, ou uma resposta de comunicação através da própria expressão sonora ou de alguma expressão do contexto não-verbal, que levará, desta maneira, a fechar o círculo do complexo, colocando-nos novamente no setor B: o grito, o canto, a voz, a música, o gesto, o movimento; uma resposta de conduta: condicionamento de determinadas funções, aprendizagem. Nenhuma dessas respostas aparece em forma autônoma, apenas se relacionam.

Tratemos de pôr em funcionamento esse complexo som-ser humano-som através de um exemplo em Musicoterapia.

O musicoterapeuta arredonda as suas mãos e sopra por entre elas, como se estas formassem um instrumento do tipo corneta; isto produz um som, tipo chamada, e acompanha essas ondas sonoras com suaves movimentos corporais.

O setor A e B estão em funcionamento.

A criança autista, com a qual o musicoterapeuta pretende vincular-se, frente a estes estímulos (musicoterapeuta, som, movimento) fixa o seu olhar, até então perdido no infinito, nos olhos do musicoterapeuta.

Os setores C, D e E se põem em funcionamento.

O musicoterapeuta então aproxima da criança autista uma cana de bambu; a criança sopra dentro dela. O setor B entra em funcionamento novamente e se terá completado o ciclo do complexo, produzindo-se o processo de comunicação.

O musicoterapeuta, a partir desse momento, tornará a responder de forma repetida, ou diferente, ou igual, ou imitativa, ou criativa, dependendo de múltiplos fatores. E, pouco a pouco, irá se construindo o processo histórico entre ambos, musicoterapeuta e criança autista. Este processo histórico revitalizará e enriquecerá o complexo som-ser humano-som.

Devo esclarecer que o complexo se chama som-ser humano-som. Começa pelo som e termina com o som. Mas no exemplo musical terapêutico antes mencionado, o complexo se desenvolve infinitamente na seqüência: som-ser humano-som-ser humano-som-ser humano-som. Isto é, no começo o ser humano é intermediário entre o som, mas, com a continuação o som é o intermediário entre um ser humano e outro.

Nas concepções filosóficas procedentes dos persas e dos hindus, sobre a origem do cosmo e do Universo, o primeiro foi uma substância acústica.

Supõe-se que o Universo originou-se, em princípio, pelo som emergido das profundezas do abismo, convertendo-se em luz; e que, pouco a pouco, essa luz transformou-se em matéria. Mas, esta materialização nunca foi total, porque cada matéria ou objeto continua retendo, em maior ou em menor medida, parte dessa substância sonora originária.

Quer dizer, considero que cada matéria mantém dentro de si a substância acústica que a originou.

Daí concebo a idéia de que cada ser humano tem dentro de si uma identidade sonora, que caracteriza ele e nenhum outro, e que se chama ISO.

Essa identidade sonora leva implícita a origem do Universo.

Conclusão: o complexo som-ser humano-som resume em si mesmo toda a dinâmica e o processo histórico para fundamentar os princípios da Musicoterapia.

Voltemos à definição original. Falo de utilizar o movimento, o som e a música. Estes três aspectos do contexto não-verbal são básicos do fenômeno acústico, mas não abrangem todos eles.

Devemos considerar que desde o movimento à música, em forma progressiva e evolutiva, existem infinidades de fenômenos que ainda desconhecemos.

Vamos nos deter no conceito que segue: "Com o objetivo de abrir canais de comunicação no ser humano".

Comunicação: incluem-se neste termo todos os procedimentos por meio dos quais uma mente pode afetar a outra.

24

Naturalmente, isto abrange não só a linguagem oral e escrita, como também a música, as artes plásticas, o teatro, o *ballet* e, de fato, toda a conduta humana.(5)

Falar de Musicoterapia é pensar em uma série de metodologias e diferentes técnicas a serviço da comunicação.

Segundo Ruesch,(6) os processos de comunicação devem ser concebidos em termos circulares. Os processos da comunicação humana se caracterizam por condutas de busca de objetivos, mudança de objetivos e introdução de correções; sendo asim, o fato de conduzir certos rasgos a um máximo ou um mínimo pode levar à criação ou manutenção de uma situação estável em um nível de método e ordem bastante elevados. Na comunicação humana, as funções parciais são sempre funções do sistema como totalidade; e os encadeamentos casuais são, no melhor dos casos, circulares, isto se não se mostrarem mais complexos.

Outros conceitos com os quais devemos lidar são os de sinal, signo e símbolo.

Segundo Morris,(7) um sinal é um impulso em trânsito, independentemente do fato se circula dentro de um organismo humano ou fora dele.

Um signo constitui uma parte circunscrita de uma ação ou acontecimento que, seja por força da sua própria estrutura ou pela atenção que se lhe dá, possui para um observador propriedades que lhe permitam resolver problemas ou que tenham valores de início.

Um símbolo é um artifício extra-organísmico, sobre o qual se convencionou que se refere em forma condensada a uma série de ações ou de feitos: é usado com finalidade de codificação, para transmitir mensagens.

Segundo Ruech, quando uma entidade biológica ou social está equipada para registrar o impacto dos sinais, reagir em forma seletiva e emitir sinais, está então preparada para entrar em comunicação com outras.

Nessas condições, os processos de comunicação exercem uma influência organizadora sobre as partes constituintes e as unificam em um sistema mais vasto.

Com respeito ao que é uma mensagem, diz: "a expressão intencional dos acontecimentos internos, com a finalidade de transmitir informação a outra pessoa, constitui o que se chama uma afirmação. Uma afirmação transforma-se em mensagem quando tiver sido percebida e interpretada por outra pessoa".

O aparelho de comunicação do homem se compõe de:

A) seus órgãos sensoriais, o receptor: setor C do complexo;

B) seu aparelho avaliador, que inclui as funções de escrutínio, memória e de tomada de decisões: setor D do complexo;

C) seus órgãos operantes, o transmissor: setor E do complexo;

D) seu corpo, alojamento protetor do aparelho de comunicação.

A capacidade do sistema de comunicação do homem é limitada.

O número de sinais que entram e saem e os que estão em trânsito, que podem ser manejados pelo organismo ou por um grupo, está determinado por considerações anatômicas e fisiológicas, assim como também pela habilidade com que se usam certas funções.

Uma rede de comunicações tende a desintegrar-se quando se lhe exige um esforço superior à sua capacidade; se nunca for usada, atrofia.

O processo técnico de representar sinais chama-se codificação.

No interior do organismo, os acontecimentos assinalam-se por meio de impulsos nervosos e humorais; fora do organismo, qualquer contração muscular (seja ou não verbal) ou seus vestígios podem ser usados com finalidades de codificação.

A linguagem se compõe de uma pluralidade de sinais e de símbolos, cujo significado deve ser conhecido para um certo número de intérpretes. Estes signos devem ser de tal natureza que possam ser produzidos por seres humanos e que possam conter o mesmo significado em diferentes situações.

Esses requisitos exigem, naturalmente, que se disponha de um método ou pautas mais complexas para os situar.

O prazer que os indivíduos desfrutam da comunicação, quando esta funciona bem, constitui a força motriz que os induz a procurar relações humanas.

A comunicação frustrante manifesta-se, pelo cóntrário, no incremento da formação de sistemas e tende a fazer com que os indivíduos se fastem das redes de comunicação que funcionam mal.

A comunicação gratificante é a pedra angular da saúde mental.

A comunicação terapêutica difere da ordinária pelo fato de que a intenção de um ou mais dos participantes se destina, exclusivamente, a produzir mudança no sistema e na forma de comunicação.

Com o propósito de simplificar, chamamos terapeutas as pessoas que se encarregam de produzir tais mudanças; as outras, chamamos pacientes.

O terapeuta conduz a comunicação de maneira tal que o paciente se vê exposto a situações e intercâmbios de mensagens que, eventualmente, produzirão relações sociais mais gratificantes.

Os métodos usados para iniciar tais mudanças benéficas não diferem qualitativamente dos métodos de comunicação que se usam na vida diária.

A comunicação terapêutica difere da ordinária no fato de que o terapeuta não obtém gratificação do prazer de comunicar-se com o paciente, mas da satisfação inerente a ganhar a vida e colocar em prática a sua habilidade.

Falar de Musicoterapia é falar de comunicação.

É o processo da comunicação dentro do grande mundo do contexto não-verbal. Tratemos de observar os esquemas referenciais seguintes, para compreender os meus embasamentos da dinâmica do processo musicoterapêutico.

Na Figura 2 encontra-se esquematizado o funcionamento energético da mente humana, cujas energias se desdobram do inconsciente ao consciente, passando pelo pré-consciente.*

Funcionalmente Freud designou que todos aqueles conteúdos e processos psíquicos impedidos de alcançar a consciência fossem chamados Ics; aos que podem alcançar a consciência pelo esforço da atenção, os chamou Pcs. O sistema Cs, tudo o que era consciente na mente.

A estreita relação de Cs e Pcs é fácil de se compreender: um pensamento que pertence neste momento ao sistema Cs será parte de Pcs uns instantes depois, quando a atenção tiver se afastado dele e já não for mais Cs.

Na Figura 3 complementamos os conceitos do aparelho psíquico funcional — complexo som-ser humano-som — e acrescentamos o de canais de comunicação.

As energias que se produzem de forma constante e infinita no inconsciente, qual dínamo eterno, tendem a descarregar-se até o inconsciente e, em seguida, até o outro ser humano, ou até o grupo, ou até o sistema circundante, ou até o infinito cósmico.

Essas energias tendem a descarregar-se por vias ontogênicas e filogênicas predeterminadas, ou por novas, que vão se formando no

---

* Para maior compreensão dos conceitos de inconsciente, regressão, fixação, mecanismos de defesa e dinâmica da mente, consultar as obras completas de S. Freud (19) ou *Elementos Fundamentais de Psicanálise*, de Ch. Brenner.(20)

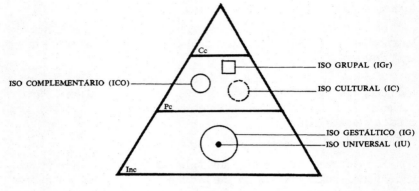

Figura 2

transcurso do desenvolvimento evolutivo do homem. Estas vias são intrínsecas ao indivíduo.

Quando essas vias estão direcionadas até a comunicação com outro ser humano costumo chamá-las de "canais de comunicação".

Esses canais de comunicação podem ser intrapsíquicos (Fig. 3).(2)

Dizemos que são canais de comunicação intrapsíquicos quando servem para dirigir uma energia impulsiva desde o inconsciente até o consciente de um indivíduo, passando pelo pré-consciente.

Os canais de comunicação podem ser extrapsíquicos conscientes (Fig. 3).

Dizemos que são canais de comunicação extrapsíquicos inconscientes quando as energias, que conduzem partes do inconsciente de um indivíduo, exteriorizam-se diretamente, sem passar pelo Pcs e Cs desse mesmo indivíduo, e são captadas pelos Cs do outro sujeito, sem tampouco passar pelo Cs e Pcs desse outro sujeito.

Essas energias que viajam pelos canais de comunicação extrapsíquicos inconscientes não são conscientizadas pelos indivíduos, mas reforçam as comunicações dentro do contexto não-verbal.

Muitos desses canais não são conhecidos ou reconhecidos pelo indivíduo, ou indivíduos, visto que pertencem ao processo evolutivo do ser humano e da espécie em si.

Outros, pelo contrário, será necessário criá-los. Estes novos canais serão próprios e característicos de uma determinada relação entre dois indivíduos ou de um grupo e somente dele.

Esses canais criados serão os que caracterizarão um determinado vínculo dentro de um contexto não-verbal.

Voltando a nossa definição de Musicoterapia, esta finaliza dizendo: "...Para produzir efeitos terapêuticos, psicoprofiláticos e de reabilitação nele mesmo e na sociedade".

Vamos exemplificar os três conceitos citados anteriormente, levando em conta que em cada um deles encontram-se implícitos os outros dois.

Dentro de um efeito terapêutico se fortalece a reabilitação.

Dentro de um efeito psicoprofilático se reforça o terapêutico.

A) *Efeitos Terapêuticos*: um exemplo estaria representado pela possibilidade de notificações no grupo familiar de uma criança autista.

MT = Musicoterapeuta
P = Paciente
Z = Canais de Comunicação Intrapsíquicos
X = Canais de Comunicação Extrapsíquicos
X' = Canais de Comunicação
 Extrapsíquicos Inconscientes

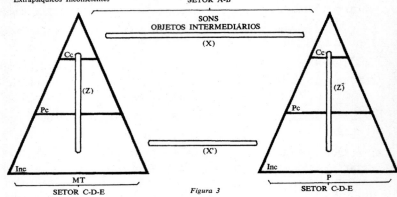

Figura 3

O grupo familiar de uma criança autista tem perturbado o sistema de comunicação com o seu filho. Seu código, seus sinais e mensagens encontram-se distorcidos e formam estereotipias (quistos de comunicação).

Conseqüentemente, trabalhando dentro de um contexto não-verbal (com técnicas de Musicoterapia), a família consegue desestruturar esse sistema e reestruturar os quistos de comunicação.

Isto provoca modificações na relação com seu filho autista e entre os membros do grupo familiar.

Este fato ocorre no decurso de um processo de tempo, e o efeito produzido é de características terapêuticas.

B) *Efeito Psicoprofilático*: existe durante o período de gestação um verdadeiro sistema de comunicação entre a mãe e o feto.

Este sistema, sumamente delicado, pode perturbar-se por inúmeras causas externas ou internas; situações traumáticas do mundo exterior da mãe ou fatores intrínsecos ao corpo ou à mente da mãe podem dificultar essa relação mãe-feto. Mesmo assim este vínculo pode melhorar e nutrir-se.

Através de técnicas musicoterapêuticas, utilizadas durante o período gestacional, consegue-se ajudar a mãe a descobrir e reconhecer o sistema vincular, aumentando assim a capacidade comunicativa entre a mãe e o feto.

Isto permitirá um melhor parto e uma ótima relação durante o primeiro ano de vida da criança.

Desta maneira, estará se realizando um dos efeitos psicoprofiláticos mais importantes, pois está se previnindo precisamente em um período evolutivo de onde se registrarão vestígios definitivos para a vida do indivíduo.

C) *Efeito de Reabilitação*: as crianças afetadas pela poliomielite sofrem de graves perturbações motoras. Desde paralisias de membros inferiores e/ou superiores até dificuldades respiratórias, que as obrigam a se manter dentro de um pulmotor.

Este fato condiciona a um isolamento do mundo exterior, sobretudo pela sua impossibilidade física que, por sua vez, produz nelas uma recusa manifesta a toda ajuda que venha do mundo exterior, e mais ainda se esta é de características psicológicas.

A alternativa de trabalhar em um contexto não-verbal como a Musicoterapia, onde não é necessário usar uma linguagem "suspeita", e a possibilidade de fabricar instrumentos musicais que se adaptem às suas perturbações motoras cria canais de comunicação entre elas e o mundo exterior.

Estes canais de comunicação produzem um efeito de reabilitação de primeiro nível.

D) *Efeitos na Sociedade*: a Musicoterapia tem um amplo campo de investigação de estudo e de aplicação no meio social.

Um dos exemplos é a prevenção dos aspectos negativos que se produzem pelo mal uso dos fenômenos sonoro-acústicos.

A música funcional e a música de fundo, duas formas criadas pela sociedade de consumo, têm o objetivo aparente de mitigar o esforço do trabalho e aumentar a produção, ou tornar agradáveis os lugares de concorrência em massa de pessoas.

Sem dúvida, o que em realidade ocorre é um aumento da poluição sonora.

Outro perigo é o condicionamento de condutas determinadas em alguns indivíduos e associações com situações vividas.

Por exemplo, a utilização de discos de batidas cardíacas para regular o choro dos bebês. Este tipo de estímulo pode produzir um lento isolamento desse bebê do meio circunstante.

O uso indiscriminado de altos volumes sonoros, com fortes potenciais, podem produzir lesões graves e irreversíveis do sistema auditivo.

Todos esses aspectos e muitos outros, que planejam o estudo dos infra-sons e ultra-sons, devem ser cientificamente estudados dentro de um critério social claramente explícito.

CAPÍTULO II

1.ª PARTE

Os Princípios Fundamentais da Musicoterapia: O Princípio de ISO. Significado ISO Gestáltico — ISO Cultural — ISO Grupal — ISO Universal — ISO Complementário — Conceitos Gerais — Dinâmica Entre os Mesmos. Imprinting — Objeto Intermediário — Conceito — Objeto Integrador.

ISOS vem do grego e quer dizer igual.

Muitos termos utilizam este vocábulo grego: *Isomorfo*: aplica-se aos corpos de diferentes composições químicas e igual forma cristalina. *Isócrono*:(cronos; ritmo): que se executa em tempos iguais; *Isofônico*: diz-se do som que é apreciado com a mesma sonoridade de outro. No princípio de ISO se baseiam todas as técnicas não-verbais e fundamentalmente a Musicoterapia.

Começarei pela observação mais simples.

Para poder estabelecer um contato com outro ser ou abrir algum canal de comunicação, surge a necessidade de imitar o outro, ou de fazer algo igual ao outro com quem pretendemos entrar em contato.

Para entrar em comunicação com um bebê, nada melhor do que balbuciar como ele. Por outro lado, o bebê também tratará de imitar parâmetros simples da nossa linguagem.

Para entrar em comunicação com uma criança autista é necessário imitar alguns dos sons que ela emite.

A imitação não se limita somente aos sons emitidos pelos meios convencionais de emissão, ou seja, a boca, o nariz, mas também a de outros fenômenos naturais que também são formas de expressão em que suas variações se convertem em mensagens. Por exemplo, o batimento cardíaco, os ruídos intestinais, os atritos, o movimento.

Alts Huler,(9) em suas observações clínicas da aplicação da Musicoterapia, constatou que os pacientes deprimidos podem ser melhor estimulados se colocados em contato com música de tipo triste, do que com a música alegre ou viva. Ao contrário, os pacientes maníacos, cujo tempo mental se apresenta rápido, disperso, podem ser estimulados ao entrar em contato com a música de tempo "Allegro", "Vivace", do que com um "Andante". Até aqui o princípio de ISO foi exemplificado nos seguintes termos: para produzir um canal de comunicação entre um terapeuta e seu paciente é necessário que coincidam o tempo mental do paciente com o tempo sonoro-musical expresso pelo terapeuta.

Colocado nesses termos, o princípio de ISO fica como um conceito intelectual e rígido, que só pode ser medido em parâmetros de intensidade, timbre, volume e altura.

O princípio de ISO é um conceito totalmente dinâmico que resume a noção de existência de um som, ou um conjunto de sons, ou o de fenômenos acústicos e de movimentos internos, que caracterizam ou individualizam cada ser humano.

Esse conjunto de movimento-som condensa os arquétipos sonoros herdados onto e filogeneticamente. Evolutivamente se lhe agregam as vivências sonoro-vibratórias e de movimento durante a vida intra-uterina, no período gestacional. Mais tarde se enriquece com as experiências vividas durante o parto, nascimento e durante todo o tempo de vida.

O princípio de ISO se encontra em perpétuo movimento dentro do inconsciente do homem, estruturando-se com o transcorrer do tempo.

Na Figura 3 caracteriza-se a mente do homem como um triângulo, onde a parte da base, a mais extensa, é o inconsciente (Inc). A do meio é o pré-consciente (Pc) e a parte do vértice, a menor, é a consciência (Cc).

O ISO é um elemento dinâmico, que potencializa toda a força de percepção passada e presente.

O ISO, assim descrito, é chamado de ISO Gestáltico (Ig) (Fig. 2), encontrando-se suas plenas funções no Inconsciente.

Parto de conceito de gestalt, como o sinal primitivamente Wertheiner (10): "...A psicologia da gestalt assinala a necessidade de voltar novamente à percepção ingênua, à experiência imediata, não viciada por hipóteses prévias, que distorcem a realidade do fenômeno observado. Destaca que a percepção não é a de um conjunto de elementos, mas a de *um todo unificado*. O indivíduo não percebe um conjunto de sensações elementares, mas uma *"sensação de totalidade"*.

Separo cinco estruturas dinâmicas de ISOS (Fig. 3): ISO Gestáltico (Ig) ISO Cultural (Ic) ISO Universal (Iu) ISO Complementário (Ico) ISO Grupal (Igr).(8)

O ISO Cultural é o produto da configuração cultural global da qual o indivíduo e o seu grupo fazem parte; é a identidade sonora própria de uma comunicação de homogeneidade cultural relativa, que corresponde a uma cultura ou subcultura musical e sonora, manifestada e compatrilhada.(11)

Essa estrutura de ISO Cultural opera no pré-consciente do indivíduo. Com o passar do tempo, o transcorrer histórico de gerações e gerações, diferentes aspectos do ISO Cultural vão se enxertando e fazendo parte da configuração do mosaico genético que se vai herdando. Neste caso, parte do ISO Cultural opera no inconsciente formando parte do ISO Gestáltico do indivíduo (Fig. 2).

O ISO Universal é uma estrutura dinâmica sonora, que caracteriza ou identifica todos os seres humanos, independentemente dos seus contextos sociais, culturais, históricos e psicofisiológicos.

Como exemplo de ISO Universal, encontramos o batimento cardíaco com as suas diferentes particularidades rítmicas, sonoras, vibratórias e de movimento.

Também pertencem ao ISO Universal os sons de inspiração e expiração, o sussurro da voz da mãe, o atrito das paredes uterinas, o fluxo sangüíneo, a água e muitos outros que surgem da natureza e do ser humano na sua evolução.

O ISO Universal opera no inconsciente e faz parte do ISO Gestáltico. Em toda a dinâmica dos diferentes ISOS que operam no inconsciente, estaria implícito o conceito de Arquétipos Sonoros, como pensava Jung. Mas considerando o Arquétipo Sonoro como em funcionamento constante e em transformações evolutivas permanentes.

No decorrer dos séculos, esses ISOS, tanto o Universal como o Cultural, formaram-se, enriquecendo à medida que absorvem características do meio circundante do indivíduo. Estas novas características, que se entrecruzam com os ISOS do indivíduo no decorrer da vida evolutiva, começam paulatinamente a fazer parte integral do ISO Universal.

Um exemplo dessa característica seria o da escala pentafônica.

A escala pentafônica é uma escala musical de cinco notas.(21)

Essa escala faz parte de todas as estruturas sonoras das melodias e canções infantis de todas as raças e de todas as latitudes do mundo. Parece que esta escala faz parte do mosaico genético humano, pois se observa em todas as estruturas musicais, tanto do Oriente como do Ocidente, e desde as culturas mais primitivas até nossos dias.

É possível pensar que a escala pentafônica faça parte do ISO Cultural de cada indivíduo. Geralmente a sua forma de expressão encontra-se nas canções infantis, que se parecem em todas as partes do mundo.

Mas creio também que, na evolução dos séculos, se foi incorporando ao ISO Universal e, sendo assim, a sua dinâmica se desenvolve a nível do inconsciente.

Vejamos agora o ISO Grupal.

O ISO Grupal é a identidade sonora de um grupo humano, produto das afinidades musicais latentes, desenvolvidas em cada um dos seus membros.

Devido às suas características, a noção de ISO Grupal aponta diretamente ao conceito de identidade étnica.

A nação ou povo de cultura complexa acumula em si uma soma heterogênea de grupos culturais, subculturais ou minorias étnicas, isto é, parcialidades culturais de um todo.(11)

Ainda que esses agrupamentos comportem variações regionais, eles se diferenciam basicamente por indícios biológicos (raça), culturais (linguagem) e geográficos (região), caracterizando-se cada um dos seus indivíduos integrantes por uma identidade étnica ou por uma hostilidade relativamente freqüente por serem estranhos ao grupo.

Por conseguinte, a identidade cultural ou étnica é inseparável da identidade sonora (ISO) e depende tanto dos processos dinâmicos de aprendizagem da própria cultura como da estabilidade ou mudança das normas culturais.

O ISO Grupal é a soma e adequação temporal dos ISOS Gestálticos que compõem um número determinado de indivíduos reunidos por circunstâncias diversas, ou seja, por fazerem parte de um grupo étnico, nação, povo, cultura, raça ou grupos particulares que possuam determinados objetivos.

O ISO Grupal opera sobre o pré-consciente do indivíduo (Fig. 2).

Para poder reconhecer um ISO Grupal, os grupos devem ser compostos por mais de três pessoas e devem desenvolver-se num processo de tempo suficiente para se estruturar.

Mais adiante veremos que todas essas estruturas dinâmicas adquirem características e movimentos especiais dentro do processo terapêutico.

Por último, apresento uma estrutura dinâmica temporal que é o ISO Complementar.

O ISO Complementar estrutura-se temporalmente devido às pequenas mudanças que se produzem a cada dia, por efeito das circunstâncias ambientais específicas ou psicológicas do indivíduo. Isto é, o ISO Complementar é a flutuação momentânea do ISO Gestáltico, que aparece no pré-consciente, motivada por circunstâncias do momento (Fig. 2).

O ISO Complementar dura momentos; aparece e pode desaparecer, não reunindo nem resumindo características especiais ou identificatórias.

Em alguns processos terapêuticos a expressão desse ISO pode-se confundir com o reconhecimento do verdadeiro ISO Gestáltico do indivíduo.

Voltemos novamente ao princípio de ISO.

Quais sãos os processos hereditários, gestacionais e históricos que formam a estrutura dinâmica do princípio de ISO?

Partimos da hipótese de que o espermatozóide e o óvulo, quando se unem e formam o embrião que se aninha no útero materno, já possuem, nesse momento, todo o mosaico genético herdado por esse indivíduo em gestação.

Por isso, adquire grande importância, na clínica e no processo terapêutico, o conhecimento histórico dos pais, avós, e migrações em tudo quanto a identidade sonora se refere. Temos visto que o ISO Cultural dos antepassados vai deixando marcas nesse mosaico benéfico, que marcarão rumos para encontrar canais de comunicação.

A partir do momento em que se aninha no útero, o embrião se encontra em contato com as pulsações do batimento cardíaco e com inumeráveis sensações vibratórias de movimento e de fenômenos acústicos, como: o fluxo sangüíneo, atrito de paredes uterinas, ruídos intestinais da mãe, sons de inspiração e expiração e o conseqüente movimento de todas as estruturas anatômicas que se põem em funcionamento, ondas aquosas do líquido amniótico, sons que chegam amortecidos pela voz da mãe, e os ruídos, sons ou fenômenos sonorovibratórios, que irão se agregando através de toda a história gestacional desse ovo-feto-indivíduo.

Num primeiro momento o ovo e o embrião são massageados por fenômenos vibratórios e gravitacionais.

A força da gravidade começa a se fazer sentir como padrão de medida do resto dos outros movimentos.

Paulatinamente, esses fenômenos serão percebidos como vitais e essenciais para o prosseguimento da vida.

O feto, à medida que se desenvolve, vai adquirindo a sensação vital do batimento cardíaco desse pulsar rítmico que faz fluir o sangue em todo o seu corpo e cuja diminuição acarreta a sensação de falta de oxigenação, de nutrição, de temperatura e de vida.

Toda alteração desse batimento rítmico equilibrado e harmonioso do sistema sangüíneo, através do cordão umbilical, provoca estados de *stress* ou de alarma fetal.

Possivelmente nos encontramos com a primeira experiência de *stress* associado ao fator sonoro e de movimento.

O nascimento do instinto de vida e morte está na estreita relação com este movimento, ou seja, com o batimento cardíaco, que impulsiona o fluxo sangüíneo da mãe do feto, através do cordão umbilical.

Essas alterações se associam a outros sons, como os de inspiração e expiração da mãe, ou fenômenos vocais deformados, ou fluxos hormonais que antecipam ou acompanham ao incremento do batimento cardíaco.

Obviamente o feto não percebe especificamente os sons pelo seu sistema auditivo. A percepção do som se realiza como uma unidade de percepção sensorial total. O feto percebe e reage como uma totalidade. Há um todo indistinto do som, do movimento, da gravidade, que estrutura uma percepção global.

Essas percepções e respostas vão evoluindo e produzindo uma história particular do feto e um vínculo entre mãe e feto.

Todo esse processo histórico fará parte da estrutura dinâmica do ISO Gestáltico.

Convém que se estabeleça, neste momento, a diferença entre o conceito do *imprinting* e o do princípio de ISO.

Vejamos a teoria do *imprinting*.

Foi Lorenz (1935, 1937), citado por Slucking,(12) quem se impressionou com o fato de que o filhote de uma ave não reconhecesse instintivamente os membros adultos da sua própria espécie. A sua dotação instintiva simplesmente o predispõe a seguir a primeira coisa móvel com a qual se encontra, geralmente a mãe, às vezes outro membro de sua própria espécie ou, ocasionalmente, algum membro de outra espécie. Mas, depois de haver realizado alguma experiência com a sua mãe, ou com outro animal, ou talvez com um ser humano, o animalzinho estabelece um vínculo duradouro com o indivíduo ou com a classe de indivíduo que seguiu inicialmente. Dizemos que este animalzinho fica com um *imprinting* desse indivíduo ou desse tipo de indivíduo e, em si mesmo, o fenômeno recebe a denominação de *imprinting*.

Uma expressão semelhante é o *to stampin* (estampado).

Por isso o *imprinting*, segundo o autor, produz-se depois do nascimento, e a partir de um engrama estático. Ao contrário, o conceito que faço do ISO é o de que se produz desde o começo da fecundação, sendo um processo dinâmico e complexo, passando a ser atributo do ser humano.

38

Golias e Joos (12) propuseram-se a especificar, mediante análise espectográfica, os elementos comuns dos sons que atraíam os pintinhos.

Acharam que esses sons se caracterizavam por: 1) a repetição e segmentação; 2) a brevidade das notas componentes; e 3) a presença de freqüências relativamente baixas.

Essas três características nos falam de estruturas formadas intrauterinamente, onde o sistema auditivo propriamente dito não entraria em consideração; em compensação seriam percebidos perfeitamente por sistemas vibratórios, de movimento e de gravidade.

As características desses mesmos sons concidem com as estruturas rítmicas do fluxo sangüíneo, do batimento cardíaco, do pulso e da sua propagação através do líquido amniótico.

Considero que esses elementos integram as infinitas estruturas do ISO Universal. Esse ISO Universal é um patrimônio de todos os seres viventes. A diferença entre as distintas espécies se faria de acordo com o processo evolutivo de cada um em particular.

Sluckin segue dizendo:(12) "O cacarejo e o canto de uma galinha têm todos esses atributos, mas também se manifestam, até certo ponto, com ruídos artificiais, como a batida de um lápis. Comprovaram que o tamborilar e as batidas são estímulos eficazes para provocar a aproximação dos pintinhos; também observaram que embora nem todos os pintinhos respondessem a esses ruídos, os que o faziam estavam em condições de localizar, com notável precisão, a sua fonte, situada atrás de um obstáculo".

Por outro lado, as crias de espécies que se aninham em buracos, como por exemplo o pato selvagem, que se aninha em árvores, a certa distância do solo, ou na água, têm que responder aos estímulos auditivos para seguir a mãe.

Gottlieb informa detalhadamente sobre a conduta do pato selvagem da Carolina do Norte. As crias nascem em galhos de árvores e, logo depois, a mãe sai das ramagens. Aproximadamente um dia depois do nascimento os patinhos também abandonam o espinheiro e saltam para o chão ou para a água. A mãe começa a emitir suas chamadas características pouco depois de abandonar o ninho e continua emitindo as chamadas mesmo quando está longe. As chamadas iniciais, de pouca intensidade, tornam-se mais freqüentes e sonoras, até que os pequeninos seres saem dos buracos. Gottlieb crê que a fuga das mães faz com que os patinhos fiquem com *imprinting* auditivo.

Klopfer informou que as crias das espécies de patos que se aninham na superfície cresciam em relativo isolamento auditivo e tendiam a aproximar-se dos sinais mais rítmicos e repetidos, sem diferenciá-los.

Diremos que o homem, ao contrário dos animais, realiza, durante os nove meses de gestação, um processo histórico que estrutura gradativamente o ISO Gestáltico.

Esse ISO Gestáltico é próprio e único desse indivíduo e não de outro.

É próprio do processo com esta mãe, que o está gerando. É uma história vincular que definitivamente imprimirá as suas marcas por todo o resto dos processos vinculares posteriores ao nascimento.

Salk L., no seu artigo "Mothers Hearbeat as an Imprinting Stimulus" (12) disse:

"...No bebê, no útero, há *imprinting* auditivo do batimento cardíaco da mãe". A comprovação concreta de Salk foi que as crianças recém-nascidas, expostas durante quatro dias a um ruído semelhante ao batimento cardíaco, choravam menos e aumentavam mais de peso do que as crianças sob controle, que não viveram esta experiência.

Observou-se que as crianças com mais idade, quando escutavam o som de setenta e poucos batimentos contados por minuto, adormeciam melhor do que se ouvissem outros sons.

Mais adiante, considera que a música e a dança são o resultado do *imprinting*, e que o homem as cria e as vive no seu esforço por permanecer próximos aos estímulos de *imprinting*; assim, a música e a dança seriam tentativas humanas inconscientes de reviver experiências sensoriais semelhantes às que foram recebidas durante a vida pré-natal. Sluckin, em *Imprinting y Aprendizaje*,(12) discute essa experiência dizendo que: "...estas experiências não estabeleceram o reconhecimento do batimento cardíaco nem demonstraram que a preferência por este som fosse conseqüência anterior com o mesmo. É evidente que os efeitos observados podiam corresponder a fatores distintos do *imprinting*, e que por si mesmo não é possível considerá-los evidência concludente da presença de *imprinting* nas crianças humanas".

Concluindo, creio que uma das bases que integram o princípio de ISO pode ser definida da seguinte maneira: as relações do contexto não-verbal e o homem devem ser buscadas nas estruturas vinculares entre a mãe e o seu feto (intra-uterino); posteriormente, as expressões não-verbais, como a música, dança, gestos são a necessidade de evocar e reviver os vínculos maternos-fetais, materno-infantis e com a natureza, como desdobramento dos mesmos.

Na Figura 4 esquematizo a dinâmica vincular do feto e sua mãe.

O recém-nascido apresenta o ouvido meio cheio de tecido mesenquimatoso embrionário, o qual retorna gradativamente à normalidade no primeiro ou segundo dia de vida; por isto, os estímulos auditivos se fazem raramente efetivos desde o ponto de vista da percepção auditiva. Muito menos ainda na época fetal, onde a percepção se faz por outros sistemas que se conservam no recém-nascido, mas que gradativamente vão se perdendo, à medida que prevalecem os sistemas de percepção sociais convencionais, ou seja a visão e o ouvido, explorados na sociedade de consumo (cine, TV e áudio), e, secundariamente, o paladar, o olfato e o tato.

Na Figura 4 observamos a mãe, representada pelo triângulo grande, dividido entre inconsciente (I), o pré-consciente (P) e o consciente (C).

Desde o mundo externo, através do consciente, o ser humano recebe múltiplos estímulos que passam ao pré-consciente, agindo diretamente no ISO Cultural e no ISO Complementário, logo passando ao inconsciente, agindo no seu ISO Gestáltico.

O feto está representado pelo triângulo pequeno, que se encontra no interior do triângulo que representa a mãe. Esse triângulo ainda não está dividido nem em pré-consciente nem em consciente. O feto é todo inconsciente, é um todo indiscriminado. Nesse inconsciente encontra-se energeticamente o ISO Universal, plasmado no mosaico genético. Também está se gerando o Iso Gestáltico. Esse ISO recebe impacto do ISO Gestáltico da mãe, através dos canais intrapsíquicos (de inconsciente a inconsciente). Também ocorre o inverso. O ISO Gestáltico recebe impactos do exterior, através do líquido amniótico.

As experiência de Tomatis (13) nos levam a reconhecer esses processos. Tomatis supõe que o feto reconhece os ruídos específicos da mãe, inclusive a voz, e adota para o tratamento das dislexias precisamente o som da voz da mãe, passada através de filtros, que dão a sensação de ser transmitidos por meios aquosos.

Assim comprovo que a criança somente reconhece e distingue as palavras da sua própria mãe, mas não de outra.

Isso pode ser comprovado por cada um de nós. Se nos dispusermos a escutar qualquer das fitas gravadas depois da passagem pelos filtros, não reconhecemos, no primeiro momento, nem uma só das palavras pronunciadas por diferentes mulheres, mas somente as da nossa própria mãe. Passado algum tempo poderemos chegar a entender mais e mais palavras, até compreender a totalidade da gravação. Essa experiência se compreende à luz da dinâmica e dos engramas que se produzem entre ambos. ISOS Gestálticos da mãe e seu feto.

Recordemos, de passagem, que o ISO Gestáltico da mãe está impregnado do seu próprio ISO Cultural e de todas as circunstâncias vividas por ela durante a gestação, configurando o ISO Complementário (Fig. 4).

Toda essa dinâmica será percebida de maneira especial pelo seu feto.

Por sua vez, o feto emitirá sensações que serão percebidas no ISO Gestáltico da mãe.

Somente alguns aspectos das sensações do feto chegaram à mãe em forma consciente, ou seja, os movimentos do feto a partir do quarto mês de gestação. Nesse momento a mãe toma consciência real da existência do seu feto. Na Figura 4 coloquei em linhas pontuadas a emissão consciente de estímulos, de mensagens desde a mãe até o seu feto. Esses estímulos serão importantes à medida que tomam consciência da outra comunicação, ou seja, da produzida desde a origem, de inconsciente a inconsciente.

Lamentavelmente a imensa quantidade de estímulos que a mãe recebe do exterior, sobretudo a mãe que vive em centros muito urbanizados (TV, áudio, poluições ambientais de todo o tipo, *stress*), lhe impedem cada vez mais o contato privilegiado com o seu feto. A evolução da nossa civilização vai tornando os vínculos cada vez mais estéreis!

É por isso que a nível da psicoprofilaxia preconizo o aprendizado, por parte da mãe, da comunicação com o seu feto desde o primeiro momento do conhecimento do estado de gravidez.

O que cuidamos é que os canais de comunicação extrapsíquicos inconscientes não se atrofiem tão rapidamente e possam se manter um certo tempo, enquanto durarem os vínculos primitivos entre a mãe e o seu recém-nascido.

Outros estímulos que devemos levar conta durante o período fetal são os que chegam do mundo exterior e que impressionam o ISO Gestáltico.

Esses estímulos são conduzidos através do líquido amniótico.

Existe uma série de experiências que demonstram essa dinâmica.

Forbes Y Forbes, citado por Carnichael,(14) narra que: "trinta dias antes do nascimento do seu filho, uma mulher grávida se achava mergulhada em uma banheira metálica cheia de água quente. Uma criança de dois anos estava brincando no chão, ao lado da banheira. Acidentalmente, essa criança deu uma pancada nas costas dela, com uma jarra de vidro, e ela imediatamente sentiu um estremecimento do feto, que lhe produziu uma sensação completamente diferente dos pontapés e dos movimentos habituais dos membros. Dias depois um estudioso deu uma pancada na parede da banheira, abaixo do nível da

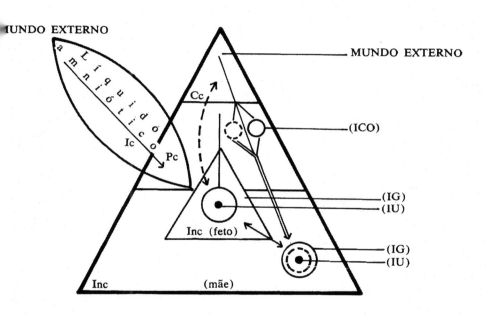

Figura 4

água, com um pequeno objeto metálico, observando o abdômen da mãe. Uma fração de segundos depois da pancada foi perfeitamente visível um vivo crescimento na parede abdominal anterior. Nesse momento, a mãe tornou a sentir o mesmo estremecimento do feto que havia constatado anteriormente".

Peiper, com um aparelho apropriado, pôde registrar a atividade geral do feto através da parede abdominal da mãe.

Era evidente que os sons chegariam amortecidos no seu trajeto até o feto. Por isso, escolheu um som muito forte como estímulo, utilizando uma buzina de automóvel. O observador esperou até a completa quietude do feto, instruindo sua mãe para que não respondesse ao estímulo. Em mais de um terço das pessoas observadas foram obtidas respostas precisas.

É freqüente observar que a mãe pianista, no sexto mês de gravide, abandona a prática do instrumento, como também sua presença em salas de concertos, em virtude dos contínuos estremecimentos do feto.

Mas foi relatado o caso de uma mãe tomada de intensa angústia e ansiedade durante os seus últimos meses de gravidez, que se acalmava quando ouvia madame Butterfly. Ao nascer a criança, ficou comprovado que a audição de madame Butterfly também era o único estímulo que acalmava o seu choro.

Atualmente verificamos que a criança mama mais tranqüila e acalma o seu choro mais facilmente do lado do peito onde se sentem os batimentos cardíacos da mãe; mais ainda, as últimas investigações demonstram que os movimentos rítmicos de sucção do recém-nascido estão em íntima relação com seus próprios batimentos cardíacos, ou seja, que se aceleram os batimentos cardíacos de um bebê quando se acelera o seu ritmo de sucção e vice-versa.

Os ritmos dos tambores das tribos primitivas variam quando se trata da saída ou do regresso à casa. Quando partem, o ritmo é a imitação do batimento cardíaco, isto é, o primeiro longo, o segundo curto, quase interrompido, o que dá lugar, em parte, à sensação de angústia. Ao contrário, ao regressar o primeiro som é curto e o segundo mais longo, o que dá uma sensação de terminação, de relaxamento, de tranqüilidade.

Ao partir: tam-ta; tam-ta; tam-tá.

Ao regressar: ta-tam; ta-taam; ta-tam.

Sontag e Wallace provocaram respostas de alarme em um feto de nove meses, em duas das vinte e nove tentativas, usando um timbre elétrico que golpeava duramente cinco segundos, com um minuto de intervalo, um disco de madeira colocado sobre o abdômen materno.

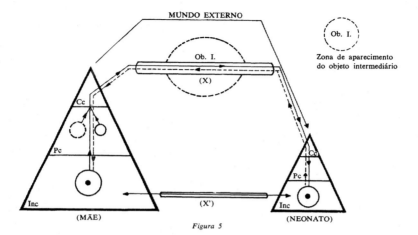

Figura 5

Notou-se um aumento e um incremento substancial da freqüência cardíaca.

Spelt informou haver chegado a condicionar fetos. Seu procedimento consistia de estímulos táteis de cinco segundos no abdômen materno, sobre a região fetal, seguidos de um som intenso. Este era produzido por um pauzinho, que batia sobre uma caixa de madeira. Depois de repetidos esforços, o feto aprendia a antecipar o som logo após a apresentação do estímulo tátil.

Na Figura 5 observamos um passo a mais na evolução. A mãe, representada pelo triângulo grande, e seu filho recém-nascido (o neonato) representado pelo triângulo menor. Aparecem pela primeira vez os canais de comunicação extrapsíquicos de consciente a consciente (X). Esses canais favorecem a passagem das mensagens que, partindo do ISO Gu da mãe, nutrindo-se com o ISO Cu e Co, em sua passagem pelo pré-consciente vão atuar sobre o ISO Gu do recém-nascido. Esse, por sua vez, emite energias codificadas que partirão diretamente até a consciência e penetrarão na mãe, atuando também diretamente no seu ISO Gu. São sistemas quase que sem interferências de ISOS Cu ou Co. Sem dúvida, esse ir e vir irá-se complicando e tingindo-se de elementos do mundo externo, que produzirá o aparecimento gradativo do ISO Cu e Co no pré-consciente do recém-nascido.

Por outro lado, no setor inferior da Figura 5 observamos o aparecimento dos canais de comunicação extrapsíquicos inconsciente (X'). Esses canais favorecem a passagem energética de inconsciente a inconsciente, atuando diretamente sobre o ISOS Gestálticos da mãe e seu recém-nascido. Estes canais não passam pelo Pc nem pelo Cc; e sendo assim essas energias não se envolvem com o ISO Cu nem Co. Esses canais são o resquício da primitiva comunicação entre a mãe e seu feto.

Lamentavelmente, com o correr do processo evolutivo, estes canais se atrofiam e tendem a desaparecer por completo.

Há momentos em que podem reaparecer fugazmente através de experiências muito especiais como, por exemplo, pessoas convivendo em situações extremas ou com profundos sentimentos, como em certos casais de namorados.

Há outros casos em que esses casais se mantêm e se transformam no único tipo de comunicação, como no caso dos autistas.

Na minha longa experiência com autistas, tenho comprovado o desenvolvimento que eles têm da percepção dos elementos inconscientes dos terapeutas ou das pessoas que convivem e compartilham parte das suas vidas.

Muitas das condutas dos autistas ou das suas expressões bizarras se interpretam como resposta aos processos inconscientes que jazem em seus terapeutas.

Muitos dos trabalhos que irei expor mais adiante, com respeito ao desenvolvimento do contexto não-verbal e da Musicoterapia didática, têm como objetivo voltar a recuperar alguns aspectos desses canais.

As experiências de psicoprofilaxia durante a gestação, no contexto não-verbal, procuram favorecer a fluidez desses canais de comunicação na posterior relação vincular com o recém-nascido.

Na Figura 5, observando o canal de comunicação extrapsíquico, que vai de consciente a consciente, aparece o objeto intermediário ou a região dos objetos intermediários.

O conceito de objeto intermediário está ligado intimamente ao do princípio de ISO.

O objeto intermediário é um instrumento de comunicação capaz de criar canais de comunicação extrapsíquicos ou de fluidificar aqueles que se encontram rígidos ou estereotipados.

O último aspecto do conceito, ou seja de fluidificar, é explicável para os vínculos educativo-terapêutico.

Antes de continuar desenvolvendo as diferentes alternativas do objeto intermediário, vejamos a diferença com objeto transicional de Winnicott.

Winnicott afirma em sua introdução ao tema (15) que: "As crianças recém-nascidas tendem a utilizar os punhos, os dedos e os polegares para estimular a região erógena oral, para satisfazer os instintos da referida região e também para conseguir uma tranqüila união. Ao final de poucos meses, as crianças de um ou outro sexo gostam de brincar com bonecas, e a maioria das mães lhes dão algum objeto especial, esperando, por assim dizer, que se tornem apegados a tal objeto".

"Winnicott estuda a natureza do objeto; a capacidade da criança para reconhecer um 'não-eu' no objeto; a posição do objeto: dentro, fora, no limite; a capacidade da criança para criar, imaginar, inventar, originar, produzir um objeto. Enfim, a iniciação de um tipo afetuoso de relação objetal."

Ele designa como "objeto transicional" e fenômenos transicionais a zona intermediária da experiência entre o polegar e o ursinho de pano, entre o erotismo oral e a verdadeira relação com o objeto, entre a atividade criadora primária e a projeção do que tenha sido introjetado. Winnicott fala de uma situação tríplice: realidade interior, vida exterior e a zona intermediária de experimentação. É como a área de descanso para o indivíduo envolvido com a perpétua tarefa humana de manter separados e ao mesmo tempo inter-relacionadas, a realidade interior e a exterior. "...Estou estudando a substância da ilusão, aquela que é permitida ao menino e que, na vida adulta, é inerente à arte e à religião".

Na experiência comum acontece um dos seguintes fatos que vem complicar a experiência auto-erótica, que é o ato de chupar o polegar: 1) com a outra mão o bebê apanha um objeto externo como, por exemplo, um pedaço de lençol ou manta, e a introduz na boca, junto com os dedos; ou 2) de alguma forma mantém e chupa o pano ou fralda; ou 3) a partir dos primeiros meses o bebê começa a arrancar lãs; 4) emite sons com a boca, balbucios, ruídos anais, as primeiras notas musicais. Pode-se supor que os pensamentos ou as fantasias se enlaçam com essas experiências funcionais. A tudo isso Winnicott denomina fenômenos transicionais. Minha concepção é de que o objeto intermediário que inclui uma série de objetos transicionais é primário e basicamente um objeto de comunicação.

Evolutivamente o objeto transicional se converterá em um objeto intermediário e, sendo asim, somente ele poderá ser utilizado terapeuticamente.

Concordo com Rojas Bermudez (16) quando diz que o objeto intermediário é um instrumento de comunicação que permite atuar terapeuticamente sobre o paciente, sem desencadear estados de alarme intensos, sendo suas características as seguintes:

A) existência real e concreta;

B) inocuidade, que não desencadeia "por si" reações de alarme;

C) maleabilidade, que se pode utilizar à vontade entre qualquer combinação de funções complementares;

D) transmissor que permite a comunicação por seu intermédio, substituindo o vínculo e mantendo a distância;

E) assimilabilidade que permite uma relação tão íntima que a pessoa possa identificá-lo consigo mesma;

F) adaptabilidade que se ajuste às necessidades do indivíduo;

G) instrumentabilidade que possa ser utilizada como prolongamento do indivíduo;

H) identificabilidade para que possa ser reconhecido imediatamente.

Darei um exemplo clínico a respeito: uma pessoa, em um grupo de Musicoterapia usa um reco-reco feito de uma cabaça. Descrição do instrumento: sobre o dorso da cabaça encontram-se várias reentrâncias; logo após, com um pedaço de madeira fricciona-se sobre essas rachaduras, transformando o instrumento em um raspador; esta cabaça possui, no extremo oposto desse lado, dois orifícios que servem para introduzir os dedos e, desta forma, sustentá-la, enquanto que com a outra mão segura-se o pedaço de madeira para raspar.

Essa pessoa, em vez de raspar as rachaduras, como seria o uso normal, começa a soprar pelos buracos feitos para introduzir os dedos.

Acontece, assim, que produz um som müito particular, como o de uma corneta.

Imediatamente o faz relembrar o som do shofar, revivendo a recordação das suas visitas ao templo, quando era pequeno, acompanhado de seu pai.

O shofar é um instrumento primitivo hebreu, feito de chifre de carneiro.(17) Este é o único instrumento de culto usado ainda hoje pelos judeus em suas datas mais sagradas; demonstra de forma eloqüente a sobrevivência de antigas associações mágicas; não só se faz soar o chifre de carneiro (cuja forma e maneira de soprar continua sendo premeditadamente primitiva) em momentos de perigo e arrependimento, mas o cobrem, de maneira que os fiéis não possam vê-lo; em muitas civilizações primitivas se veda ao povo a contemplação dos objetos sagrados.

O shofar (23) ou *keren* "*cuerno*" é um simples chifre de cabra ou de carneiro, sem bocal; produz somente dois harmônicos: o de segunda e o de terça.

Nas comunidades ortodoxas se toca nos serviços da lua nova, e no Este europeu, até em cerimônias de exorcismo, como têm visto muitos espectadores na famosa obra de Anski, el Dibuk; e em todas as sinagogas liberais e ortodoxas o dia de ano-novo e o dia do perdão terminam com violentos e pavorosos sons do tradicional shofar.

Voltando ao sujeito do nosso exemplo, ao começar a soprar dentro da cabaça, atuou no resto do grupo, abrindo um canal de comunicação.

Dessa forma, no processo vincular desse grupo surgiu uma história passada e presente, com a possibilidade de elaborar as ansiedades depressivas.

Esse exemplo demonstra que o objeto intermediário está intimamente ligado com o ISO Gestáltico e com alguns aspectos do ISO Universal desse mesmo indivíduo. Posteriormente relaciona-se com o ISO Cu (Fig. 6).

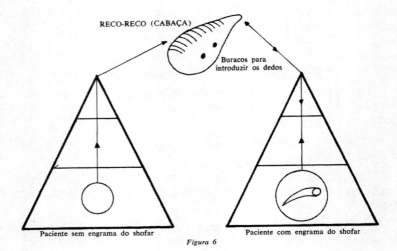

Figura 6

Em uma pessoa com longa ascendência judia, desde as mais remotas tribos hebraicas, poderíamos pensar que o shofar esteja incluído dentro do mosaico genético herdado e que faça parte do ISO Universal e, sem dúvida alguma, do ISO Gestáltico.

Isto bastaria para que um instrumento musical, que relembre com a sua sonoridade, ou sua forma, ou maneira de executá-lo o antigo instrumento introjetado por anos e anos, provoque o impacto no ISO Gestáltico do paciente e se converta em um ótimo instrumento vincular.

O shofar é um instrumento que apresenta, historicamente, características universais. Disse Curt Sachs: (23) "...No que diz respeito à métrica dos sons do shofar, o comentário talmúdico de Rosh-Hashaná prescreve esta proporção: 1) toque = 3 estrépido = 9 quebrado".

Esta regra, formulada o mais tardar na época talmúdica — segundo o primeiro século antes de Jesus Cristo, mas que provavelmente date de muito antes —, tem uma notável semelhança com o chamado *modus perfectus* da teoria musical medieval, a qual distribuia os valores métricos em três: 1 (nota) máxima = 3 longas = 9 breves.

No que diz respeito às formas do objeto intermediário, recorremos a Sachs, que disse: "O antigo ritual diferenciava duas classes de *shofarim*: uma feita de chifres de cabra selvagem ou cabra montês, para as cerimônias da lua nova, e outra do chifre de carneiro, para os dias de jejum, que nunca coincidiam com os da lua nova. Não era só uma coincidência que o chifre de cabra selvagem fosse usado para os rituais da lua nova. Os zoólogos o descrevem em 'forma de meia lua'. Em conexão com isto é interessante citar um povo birmanês, os Karen, que atribuem os eclipses da lua ao 'fato de que as cabras montéses estejam pastando ao luar' ".

Mas com relação à força onipotente projetada sobre o objeto intermediário, "...encontramos o shofar envolvido nas crenças e obrigações mágicas".

As origens das idéias relacionadas com esse instrumento são muito antigas, e uma delas é o seu caráter secreto: nas sinagogas se cobre o shofar, que não deve ser visto pelos fiéis. Isto é uma sobrevivência do antigo tabu conservado entre os muitos povos primitivos, que proíbe que sejam vistos os utensílios sagrados. Os tuiúcas colombianos, por exemplo, escondiam em um riacho os bocais das suas trombetas de madeira rituais, e os lavradores holandeses ocultam em um poço as cornetas de cascas de árvore, que empregam no solstício de inverno desde o Natal até o advento seguinte. Uma lei religiosa de Israel diz que, apesar dos homens hebreus serem obrigados a escutar a voz do shofar, as mulheres e as crianças estão isentas desta obrigação.

51

O aspecto repressivo do objeto intermediário também está presente na antiga história. Por exemplo, dos instrumentos em relação com o shofar, o comentário talmúdico *hosh-hashana* discute a ortodoxia de tocar a trombeta em um poço, ou em uma cisterna, ou em um barril. Os negros de Leango molham as suas trombetas em um barril; os de Novas Hébridas, em um tronco de árvore oco e em meia casca de coco cheia de água; e os brasileiros do Nordeste, assim como os senegaleses, em vasilhas. É possível que esse ritual seja observado para conseguir a sonoridade sobrenatural e pavorosa, que constitui importante requisito dos rituais mágicos. Mas isso não é tudo. Como os senegaleses compararam a vasilha em questão com a terra, os objetos ocos soprados dentro dela devem ser considerados como cavidades mágicas. A trombeta submersa numa cavidade é a combinação do princípio masculino e feminino; trata-se de um encantamento de fertilização já esquecido.

Se, a todos esses elementos que se encontram dinamicamente englobados no ISO Gu, acrescentarmos a experiência infantil do próprio indivíduo na utilização do referido instrumento, teremos um reforçamento do impacto sobre o ISO Cu. Isto nos levaria a raciocinar em termos de recordações mais novas e mais recentes. Por isso, em Musicoterapia aplicada à geriatria, sugiro começar com aqueles objetos intermediários, que relembrem engramas fixos do ISO Cultural. Por exemplo: instrumentos folclóricos, utilizados pelo velho em sua adolescência ou em sua maturidade e na atualidade do tratamento.

Isto fluidifica os canais intrapsíquicos até o ISO Gu e Un.

Há objetos intermediários que se identificam associativamente com outros, seja pela sua semelhança de sonoridade, seja pela forma ou pelo uso que se lhe deve dar para produzir determinada sonoridade.

Vejamos um exemplo muito interessante, que são as flautas de Pã.

Segundo Sachs,(23) "...na Grécia as flautas de Pã (seringas) eram instrumentos usados somente por pastores". "Vão atrás das ovelhas soprando nas suas canas", canta Homero. As "seringas" não figuravam na música artística.

As flautas de Pã consistiam de uma combinação de tubos graduados, geralmente sete, semelhantes às flautas verticais simples, fechados no extremo inferior, sem orifícios, e que emitiam uma nota da escala; eram unidos todos como os troncos que formam uma balsa. Os extremos superiores formavam uma linha horizontal ao longo da qual o executante podia deslizar a sua boca, para produzir as notas desejadas. Os extremos interiores formavam vários perfis. As primeiras seringas gregas, até mais ou menos o ano 400 a.C., eram parecidas com as flautas chinesas de Pã, da dinastia Han (fins da era pré-cristã).

Os poucos exemplares descobertos em escavações eram feitos de madeira, bronze, argila ou de uma espécie de resina; também poderia ter sido usada a cana, mas que é muito perecível para se haver conservado. As flautas de Pã, em qualquer parte que existam, seja na Grécia ou em países primitivos, estão relacionadas com encantamentos do amor. Conta a lenda que Pã, apaixonado por uma formosa ninfa de Arcádia, perseguiu-a até o rio Ladon e a deteve na sua fuga; e Pã a teria alcançado, se uma divindade protetora não o tivesse transformado em cana. Desta cana, fez Pã sua seringa, para tocá-la quando a paixão e o desejo o possuíam. Conservada na caverna de Diana, perto de Efeso, este instrumento, depois da morte de Pã, era utilizado para comprovar a virgindade de uma jovem, através da sua sonoridade.

Diferentes fontes falam de um tubo masculino e outras de um tubo feminino, que finalmente foram unidos para formar um instrumento composto. Um estado central, no antigo Peru, conserva as flautas em forma de balsa, cujos tubos se apresentam em sentidos opostos e, ainda que sopradas por dois tocadores, permanecem unidas por uma corda frouxa.

Com essa mesma disposição, existem ainda hoje na Bolívia. E os Karen, do interior da Birmânia, usam também um par de flautas pânicas unidas por uma corda frouxa. Uma evidência ainda mais importante a esse respeito acontece com os índios Cuna do Panamá. O mesmo tocador sopra duas flautas pânicas chamadas marido e mulher, afinadas a uma quinta de intervalo e unidas por uma corda frouxa.

Ao tocá-los, os dois instrumentos se põem frente a frente e se sopram ao mesmo tempo; a cana masculina é acompanhada sempre pela feminina, uma quinta mais alta.

Assim sendo, podemos concluir que esse instrumento é usado no folclore dos mais diversos países do mundo, nas épocas mais remotas e até nossos dias, assim como em diferentes regiões geográficas.

As virtudes desse objeto intermediário estão baseados na sua situação fisiológica, com respeito ao corpo humano. A necessidade de expirar através dos tubos (canas) assemelha-se aos prolongamentos dos nossos canais respiratórios (traquéia, brônquios), e a sonoridade produzida é semelhante à da inspiração e expiração.

Os sons de inspiração e expiração são dos mais primitivos percebidos pelo ovo intra-uterino. Estes sons apresentam-se sempre acompanhados pelo movimento rítmico dos músculos impulsores do ar.

Quer dizer que este tipo de objeto intermediário vem sendo incorporado ao ISO Un da espécie humana. Compreendemos assim o enorme impacto que produz sem nunca haver sido escutado antes.

Também recordemos que os sons de inspiração e de expiração são semelhantes e comparáveis nos animais.

Eu possuo gravações de sons, produzidas por determinadas crianças autistas, que são o produto da inspiração e da expiração, que passam através do colocar os órgãos fonatórios, como a garganta, a língua, os dentes ou a boca, de maneira bizarra ou de formas muito particulares. Comparando estas gravações com os sons emitidos por baleias ou delfins debaixo d'água, é difícil diferenciar qual pertence a quem, salvo pela propriedade do som de propagar-se na água ou no ar.

Com isso fica claro que um objeto intermediário, que permita reestabelecer esses sons e sua possibilidade de produzi-los, tem grande valor vincular, sempre e quando não estiver bloqueado pelas interferências de um prejuízo musical estético.

Voltando a Winnicott, ele nos diz que talvez um novelo de lã, uma canção, ou algum outro detalhe se torne de vital importância para a criança na hora de deitar-se, e que talvez seja uma defesa contra a angústia, especialmente do tipo depressivo. Os padrões instituídos na infância podem persistir durante a meninice, de tal forma que o objeto suave e doce originário continua sendo absolutamente necessário na hora de deitar-se, ou quando a criança sente-se só, ou quando sente a ameaça de um estado anímico depressivo.

Na saúde, não obstante, há uma extensão gradual da gama de interesses e, com o correr do tempo, a gama ampliada é mantida inclusive quando a angústia depressiva está perto, podendo reaparecer numa idade mais avançada, quando a privação se acerque do indivíduo, a necessidade de um objeto ou de um padrão de comportamento iniciado em uma idade muito tenra.

Isso implica que a eleição de um objeto intermediário pode estar influenciada por algum objeto transicional primitivo, que, por outro lado, venha a fazer parte do ISO Gu e Cu desse indivíduo.

Rojas Bermudez considera que a marionete é um objeto intermediário ideal, que encerra em si todas as características enunciadas por ela mesma. Sem dúvida, devo fazer uma diferença entre a marionete, como objeto intermediário, e o instrumento musical sonoro.

Na marionete, sua emissão sonora parte diretamente do psicodramaturgo, como é o caso do trabalho de Rojas; e, sendo assim, tem uma conexão mais íntima com a fonte humana.

O instrumento musical tem a emissão sonora que o caracteriza, que lhe é própria, peculiar e independente do terapeuta.

O fantoche, posto que isolado entre terapeuta e paciente, é um objeto sem vida, só poderá ser objeto das projeções do paciente. O fantoche só adquire vida no momento em que o terapeuta o decide.

Ao contrário, um instrumento musical colocado entre o paciente e o musicoterapeuta tem uma identidade própria e uma situação vital. O instrumento, se é tocado por qualquer um dos dois, imediatamente revelará sua identidade sonora; e, ainda que não seja tocado por nenhum dos dois, entrará em vibração facilmente, a qualquer emissão sonora ou de movimento de ambos.

Segundo Winnicott,(15) tomando por base a teoria psicanalítica de aceitação universal podem se formular diversos comentários.

1) O objeto transicional representa o seio ou o objeto da primeira relação.

A experiência clínica me tem demonstrado que o objeto intermediário é vivido muitas vezes como um seio bom, que alegra e que dá leite.

2) O objeto transicional antecede a instalação da realidade.

3) Na relação com o objeto transicional a criança passa do controle mágico onipotente ao controle pela manipulação (com participação do erotismo muscular e do prazer da coordenação).

O objeto intermediário, na relação vincular, pode passar por sensações onipotentes e mágicas, características do som; e participar em tudo isto o corpo, com todo o seu aparelho locomotor, levando inclusive a situações de orgasmo.

4) Com o correr do tempo, o objeto transicional pode converter-se em um fetiche e, como tal, persistir em forma de características da vida sexual do adulto.

O objeto intermediário nunca se converte em fetiche, por isso é positiva a sua utilização no vínculo terapêutico; é sobretudo inofensivo.

5) O objeto transicional pode, devido a sua organização erótica-anal, representar as fezes (mas não é por essa razão que é suscetível de cheirar mal e de não ser lavado).

O objeto intermediário é, devido a sua organização anterior à do objeto transicional. De tal maneira, que representa o seio e, segundo as circunstâncias, situações prévias.

Devido a isto podemos afirmar que o primeiro objeto intermediário é o próprio corpo da mãe.

Um exemplo interessante de objeto intermediário na literatura é encontrado na novela de Günter Green, o *Tambor de Hojalata*.(18)

O personagem protagonista, chamado Oscar Matgerath, decide, aos três anos de idade, não crescer mais, numa reação contra o mundo dos adultos.

Neste aspecto o autor usa magnificamente de uma defesa característica do autista. Assim encontra um meio de expressão no seu tambor de metal, desenvolve uma voz de ventrículo e, graças à sua estatura de anão, situa-se em um desusado ângulo de observação, para enfocar todo o último meio século da sociedade alemã, desde antes da Primeira Guerra até o final da Segunda e os anos da restauração. A golpes de tambor, frenéticos e desolados, narra a história da sua vida, desde um hospital para enfermos mentais, no qual ele foi internado por um crime que não cometeu, depois de haver alcançado a celebridade como percussionista. (Tal é a instintiva criação do autor, que plasma no personagem uma sintomatologia psicológica, que se enquadra perfeitamente na do autismo.) Sua narração cria um universo onde se fundem a realidade e a fantasia, a blasfêmia e o temor, o poético e o grotesco, o erotismo e a desolação, o demoníaco e o sentido comum. A verdadeira arma de Oscar é a fábula que ele enfatiza, entre a plastante loucura do nosso mundo e a lúcida e superior loucura do seu mundo interior. É assim que descreve uma série de cenas onde, através do tambor, pode expressar o que não teria condições no plano verbal, onde não teria força afetiva, senão somente através desse instrumento, que era como que um prolongamento do seu corpo, ou até mesmo o seu próprio corpo.

Um exemplo é a cena em que Oscar consegue, mesmo estando debaixo do tablado onde estava a orquestra, modificar, com o seu tambor, o ritmo de marcha da juventude hitleriana em uma valsa vienense. (O objeto intermediário tem mais força que qualquer discurso altissonante, sempre e quando sua eleição e sua expressão sonora se encontre dentro do ISO dos indivíduos ou grupo de indivíduos.)

O autor descreve assim:

"O tambor já o tinha eu em posição. Com celestial desembaraço, tomei as baquetas nas minhas mãos e, irradiando ternura desde os pulsos, imprimi ao metal um alegre e cadenciado ritmo de valsa cada vez mais forte, evocando Viena e Danúbio, até que em cima, o primeiro e o segundo tambores iniciais se entusiasmaram com a minha valsa, assim como também os tambores planos dos rapazes maiores começaram como Deus lhes fez compreender e aceitar o meu prelúdio. Claro que entre eles não deixava de haver alguns medíocres, carentes de ouvido musical, que seguiam tocando bum-bum, bum-bum-bum, quando o que eu queria era o compasso de três por quatro, que tanto agradava ao povo. (É aqui então onde aparece a referência ao ISO Cu e Grupal, que é o que consegue o fantástico domínio do povo e da praça.)

Já estava Oscar a ponto de se desesperar, quando, de repente, caiu sobre a charanga a inspiração; e os pífanos começaram! Oh Danúbio! A assoviar azul. Só que o regente da charanga e o da banda de tambores continuavam sem acreditar no rei da valsa, e com suas inoportunas vozes de mando; mas eu já os havia deposto; já não havia nada mais além de minha música, e o povo me agradecia. Começaram a ouvir-se gargalhadas em frente ao palanque, e já alguns me acompanhavam, entoando o "Danúbio" e, por toda a praça, até a avenida Hindenburg, azul, e até o parque Steffen, azul, ia estendendo-se o meu ritmo alegre, reforçado pelo microfone posto a todo o volume sobre a minha cabeça. E, ao olhar pelo buraco da confusão até lá fora, sem por isso deixar de tocar o meu tambor com entusiasmo, pude constatar que gozava com a minha valsa, brincava alegremente, se lhe subia pelas pernas..."

Em outra descrição o autor intuitivamente dá um exemplo com o personagem de objeto intermediário (tambor) sem expressão sonora, e sim com objeto mesmo, em toda a sua simbologia e força interna em relação ao indivíduo.

"...Quando me soltei e, rindo da maneira por demais estrepitosa, dei a volta, já era demasiadamente tarde para demonstrar, com o meu tambor, a minha situação fatal. Coloquei, pois, as duas baquetas simultaneamente debaixo dos suspensórios das minhas calças curtas, que naquele tempo, como ninguém cuidava de mim, estavam sujas e tinham os bolsos descosturados; e, com as mãos livres levantei o tambor, que pendia do mísero cordel, no alto, muito alto, até um alto acusador, até o alto dos olhos, tão alto como durante a missa alçava a hóstia do padre Wiehnke, e teria podido dizer como ele, este é meu corpo e meu sangue; mas não pronunciei uma palavra, apenas me contentei com o levantar muito alto do maltratado metal, sem desejar tampouco nenhuma transformação fundamental ou mesmo milagrosa; não queria senão reparação do meu tambor, isso é tudo."

Em outra passagem do romance, observamos o objeto intermediário como símbolo e possibilidade de reparação. "...E ainda que talvez tivera eu a culpa da morte da minha pobre mãe, nem por isso me aferrava com menos afinco ao tambor difamado, porque este não morria, como morre uma mãe, e podia comprar-se um novo ou consertar o antigo, pelo velho Heilandt ou pelo relojoeiro Laubschad, porque sabia..."

Voltando ao conceito de objeto intermediário, direi que o primeiro objeto intermediário que aparece é o próprio corpo da mãe; seus braços, suas mãos, sua boca, sua voz, sua face, suas bochechas, suas emissões guturais e vocais.

Paulatinamente materializam-se os prolongamentos desse corpo materno, constituindo-se em objetos intermediários propriamente ditos.

Exemplo do braço: a mão ao chocalho, as maracas; do seio: a chupeta, os apitos, a flauta.

Na Figura 5 vemos a zona do aparecimento do objeto intermediário, que posteriormente terá um grande valor terapêutico.

O objeto intermediário ou os objetos intermediários que aparecem durante o relacionamento vincular entre mãe e filho no primeiro ano de vida estão intimamente conectados com o ISO Gu de ambos.

Posteriormente, o objeto intermediário estará em maior relação com o ISO Cu e, finalmente, com o ISO Grupal, dependendo do meio social em que se desenvolva o indivíduo.

Na Figura 7 observamos um passo a mais na evolução, quando aparece uma nova zona, que é a do objeto integrador.

Objeto integrador é o instrumento de comunicação terapêutica, que envolve a relação vincular de mais de duas pessoas entre si.

É o instrumento que favorece a integração vincular de um determinado grupo.

Tenho observado, com freqüência, na clínica, que os pacientes líderes de grupo tendem a escolher instrumentos que facilmente se convertam, eles mesmos, em instrumentos líderes.

Esses instrumentos costumam ser quase sempre de fácil manejo, possuindo grandes dimensões que possam emitir sons potentes e rítmicos. Geralmente pertencem à categoria dos membrano-fones, e sua forma de uso é a percussão.

Exemplos desses instrumentos na clínica são: atabaques tímpanos, bongôs, bumbos, tambores, marimbas, metalofones, xilofones.

O objeto intermediário está impregnado também de energias provenientes do ISO Complementário, circunstancial da situação vincular do aqui e agora. O objeto integrador resume com maior força as energias do ISO Grupal.

Também destacamos na Figura 7 que as energias que se dirigem de inconsciente a inconsciente vão diminuindo preferivelmente entre o filho e o terceiro integrante da relação: o pai.

Todas essas estruturas dinâmicas se põe em jogo em qualquer aproximação do tipo não-verbal.

Algumas das características específicas desse contexto não-verbal encontram-se esquematizadas na Figura 3, quando esse contexto é absorvido pela Musicoterapia.

Esse esquema (Grebe-Benenzon (8)) é um modelo teórico explicativo sobre as relações funcionais e estruturais existentes entre Musicoterapia, indivíduo, cultura e música.

Tanto a identidade sonora profunda do paciente (ISO) como os processos de aprendizagem cultural (endoculturação) e a valorização da própria cultura (etnocentrismo) ocupam um lugar destacado na determinação das variáveis culturais decisivas da prática da Musicoterapia.

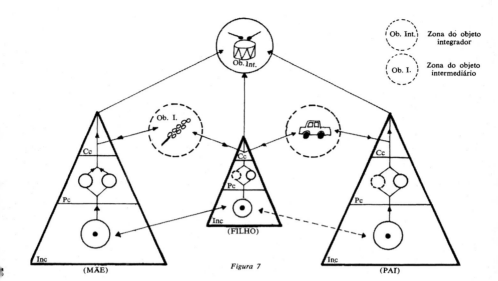

Figura 7

Devemos levar em conta a qualidade complexa do princípio do ISO, que possui atributos individuais e coletivos, psicofisiológicos, culturais e musicais, uma vez que a música faz parte da cultura e esta última é produto da laboriosa tarefa criativa do ser humano; e que a receptividade deste último depende do seu amadurecimento psicofisiológico e outros fatores, tais como o desenvolvimento musical.

Por conseguinte, o princípio de ISO situa-se em um contexto cultural amplo, no qual são decisivos a qualidade da endoculturação e etnocentrismo musicais. Estes últimos proporcionam uma base de sustentação para o amadurecimento e definição da identidade sonora, grupal e individual. Por sua parte, o ISO Cultural, produto da configuração cultural da qual o indivíduo e seu grupo fazem parte, é um conceito-chave, que permitirá enunciar e submeter à prova diversas hipóteses de trabalho no campo da Musicoterapia.

No esquema da Figura 8, tenta-se estabelecer as relações da Musicoterapia com o indivíduo (paciente) e sua cultura, por meio de pro-

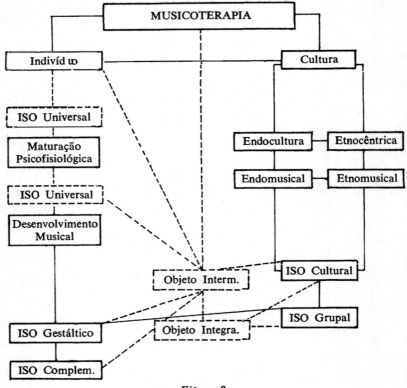

Figura 8

cessos, conexões e inter-relações múltiplas, que plasmam uma configuração dinâmica, complexa e integrada. A dupla dimensão individual e cultural da Musicoterapia produz uma cadeia vertical, diagonal e horizontal de relações, sendo pontos-chave de expansão a cultura e o indivíduo, e pontos de convergência o ISO Cultural, ISO Grupal e ISO Gestáltico.

Considero que, no processo do desenvolvimento do indivíduo, no seu amadurecimento psicofisiológico, está intimamente inserido o ISO Universal, que antecede, e, possivelmente, determina o desenvolvimento musical.

No exercício da clínica, demonstra-se que o ISO Complementário tem uma ação importante, que deve ser agregada a essa dinâmica.

Finalmente, em linhas pontuadas, introduz-se o objeto intermediário e o objeto integrador, uma vez que eles estão ligados a todo o processo e constituem parte essencial do mesmo. O objeto intermediário recebendo a hierarquização do desenvolvimento do indivíduo, assim com o do ISO Universal Gestáltico Complementário, e, em menor grau, do ISO Cultural; e o objeto integrador recebendo do ISO Grupal, Cultural, Complementário e, em menor grau, do Gestáltico.

2.ª PARTE

Musicoterapia Didática — Posição — Conceito — Objetivos — Locais de Trabalho. Gabinete de Musicoterapia — Instrumental — Corporal — Natureza — Natatórios — A Água — Criado — Musical Propriamente Dito — Eletrônico — Conceito de Regressão.

Existem cinco grandes alternativas de aplicação da Musicoterapia (Fig. 9).

A primeira em forma individual, ou seja, sobre determinada pessoa, estabelecendo uma relação vincular terapêutica em um contexto não-verbal. Dentro desta aplicação individual, variam a metodologia e as técnicas. Algumas delas são importantes, como para estabelecer diferenças nos quadros patológicos. É por isso que, em sua aplicação individual, separo os quadros de autista, afasias, perturbações emocionais e de conduta, que geram processos neuróticos ou psicóticos; a deficiência mental, com todos os seus quadros alternativos; as perturbações motoras e suas seqüelas neurológicas; as deficiências sensoriais, principalmente a cegueira e a surdez ou hipoacusia; as afecções psicossomáticas; os enfermos terminais, seja por enfermidades degenerativas, infecciosas ou de outra natureza, e no campo da geriatria.

Entende-se que todas essas aplicações podem estabelecer-se em qualquer etapa evolutiva da vida do homem, primeiro ano de vida, infância, adolescência, juventude, idade adulta e velhice.

A aplicação é em forma grupal, também integrando todas as patologias previstas sob a forma individual.

Dentro das formas grupais se diferenciam três que também têm características particulares: a aplicação no grupo familiar, a aplicação da Musicoterapia didática, que se realiza como única e verdadeira formulação dos profissionais musicoterapeutas e todos aqueles profissionais que trabalham na área da saúde mental; e a institucional, em todas as possíveis características: hospitais, comunidades, institutos e escolas.

MUSICOTERAPIA (APLICAÇÃO)

a) INDIVIDUAL
- Autistas
- Afásicos
- Perturbações
  - Emocionais → Psicoses
  - Conduta → Neuroses
- Deficiência mental
- Perturbações motoras
- Deficiências sensoriais
  - Cegos
  - Surdos
- Afecções psicossomáticas
- Enfermos terminais
- Geriatria

b) GRUPAL

c) FAMILIAR

d) DIDÁTICA (Formação)

e) INSTITUCIONAL
- Hospitais
- Comunidades
- Institutos
- Escolas

f) PSICOPROFILÁTICA
- Gravidez
- Primeiro ano de vida
- Escolaridade

Figura 9

Finalmente, a aplicação psicoprofilática, quando assume importância fundamental durante a etapa da gestação, no primeiro ano de vida e durante a escolaridade.

Neste livro procurarei desenvolver a aplicação na Musicoterapia didática, pois, através da sua metodologia, poderemos compreender todos os processos e todas as possibilidades técnicas que acontecem no contexto não-verbal.

Reservaremos um último capítulo para dedicá-lo à aplicação nas afasias.

O fato de trabalhar com pacientes que tenham sido diagnosticados como perturbados mentais, leva ao uso e conhecimento do contexto não-verbal, e quem o executa deve fazer uma experiência pessoal em que consiga experimentar e reconhecer suas próprias capacidades e bloqueios de suas expressões não-verbais.

A esta experiência denomino Musicoterapia didática; e a chamo assim porque encerra aspectos terapêuticos e de aprendizagem para o desenvolvimento profissional de quem a exerce.

Não é privilégio somente dos terapeutas, mas também de todos os profissionais que se dediquem a se comunicar com outro ser humano, que padeça de problemas mentais ou que, para favorecer a sua recuperação, seja necessário um sistema de comunicação amplo e fluido.

Mais ainda: se esse vínculo se realizar em um contexto verbal, como no caso da psicoterapia, da mesma forma que esta experiência de Musicoterapia didática permite ao psicoterapeuta abrir seus campos de percepção às expressões inconscientes dos seus pacientes e de si mesmo.

Em outras palavras, e de acordo com o esquema apresentado na Figura 8, permite tornar a reconhecer e fluidificar os canais intra e extrapsíquicos da comunicação.

Que é a Musicoterapia didática? É a aprendizagem da utilização do movimento, do som, da música, de objetos intermediários e integradores (complexo som-ser humano) para que o profissional: A) descubra e reconheça em si mesmo as próprias características do seu Iso Gestáltico, Cultural, Complementário e Grupal. B) Desta maneira poderá discriminar entre o seu próprio ISO e os ISOS dos pacientes, nos quais aplicará as técnicas não-verbais ou pré-verbais. C) Conscientizar os conflitos e dificuldades próprias de comunicação para com o outro e para com o grupo, em todos os níveis vinculares do processo não-verbal e pré-verbal. D) Adquirir a capacidade do manejo dos elementos de produção e expressão não-verbal e pré-verbal para sua aplicação nas respectivas áreas da saúde mental. E) Fortalecer a possibilidade de percorrer sem dificuldade o caminho de entrada e saída do prospectivo ao regressivo e vice-versa.

Há três lugares propícios para desenvolver a aplicação da Musicoterapia: na sala de Musicoterapia, em contato com a natureza ou no meio aquático, como por exemplo uma piscina.

Sala de Musicoterapia: deve ser uma sala especialmente preparada para poder ministrar, sem dificuldades, a Musicoterapia dentro de um contexto não-verbal.

Visto que, no referido contexto se hierarquiza o mundo sonoro, é evidente que devemos evitar cuidadosamente qualquer interferência sonora. Por isso, como primeira regra, deve ser uma sala isolada acusticamente de todo o tipo de sonoridades que provenham do exterior. Isto também inclui o isolamento dos sons que se produzam no interior da sala, isto é, não devem ser ouvidos do lado de fora. Isto permitirá trabalhar com absoluta liberdade quanto a expressões que pudessem perturbar o normal desenvolvimento institucional, como se a sala estivesse dentro do contexto ou em qualquer outro local ou meio social.

Acreditamos que às vezes as expressões sonoras podem ser sumamente estranhas para o entendimento comum ou de puro cunho regressivo, podendo impressionar o ouvinte desprevenido.

Desde o exterior, sobretudo quando este pertence a uma zona urbana, a intensidade de sonoridades é altamente competitiva com as sonoridades próprias que se produzem no interior. Há casos em que se produzem interferências que não chegam a se perceber por serem como que habituais e cotidianas do viver diário.

Por outro lado, criar uma atmosfera de silêncio relativo é também um elemento de estímulo importante, que ocasiona muitas vezes o primeiro disparo até os núcleos regressivos do grupo do paciente.

Suas dimensões devem ser aproximadamente de cinco por cinco; isto é, não deve ser um salão demasiadamente grande, pois ocasiona geralmente dispersão com a conseqüente perda da noção de espaço, diminuindo os pontos de referência e as possibilidades de contato com o musicoterapeuta. Tampouco se devem reduzir muito as suas dimensões, pois utilizam-se o corpo e o movimento; e, sendo assim, devemos ter espaço para um deslocamento cômodo.

As paredes não devem ostentar objetos decorativos e devem estar pintadas com cores repousantes. O objetivo é afastar a maior quantidade de estímulos diversos para concentrar todo o trabalho no aspecto sonoro e de movimento.

O chão deve ser de madeira, tendo em conta a possibilidade de se transmitir, através dele, a máxima quantidade de vibrações; quando se trabalha descalço e muitas vezes deslocando o corpo sobre o mesmo, é necessário que se sintam e que se possam transmitir ritmos e sensações.

Sugerimos colocar esse chão de madeira a uma certa distância da base de cimento, de maneira que se forme uma camada de ar que favoreça a vibração da madeira. Por outro lado esse espaço permite colocar os alto-falantes sob o chão. Esse tipo de piso torna-se mais imprescindível quando se trata de trabalho com surdos. Às vezes a impossibilidade de conseguir esse tipo de chão cria a necessidade de improvisar tablados de madeira que favoreçam essas necessidades.

Deve ter boa ventilação e iluminação, tanto natural como artificial; devendo esta última ser dosada de acordo com o processo terapêutico que se esteja vivendo.

Deve possuir dois armários, que deverão estar embutidos na parede, para evitar saliências que estorvariam o esquema de movimentação.

Um dos armários deverá conter todos os instrumentos musicais e o outro, os aparelhos eletrônicos, tais como gravador, toca-discos, amplificador, assim como um sintetizador eletrônico. Se esta sala possuir uma câmara de Gessell, então toda essa aparelhagem poderá ser guardada dentro dela, sendo este segundo armário utilizado para os instrumentos fabricados em determinado momento, pelos próprios pacientes.

O motivo de haver dois armários deve-se à independência que se dá ao musicoterapeuta para trabalhar com os aparelhos eletrônicos ou com os instrumentos trazidos pelos pacientes, sem a necessidade de que o paciente visualize ao mesmo tempo todos os instrumentos musicais que possua a sala.

Considero que cada instrumento possui um simbolismo muito particular "por si só" e para cada paciente em particular. Sendo assim, a introdução ou aparecimento de cada novo instrumento tem um significado, um momento, uma história.

A Natureza: é um local totalmente diferente do descrito anteriormente e que, em certas circunstâncias pode se tornar de grande utilidade. Em primeiro lugar, por ter uma sonoridade própria, de uma riqueza sem comparação, que permite utilizá-la no contexto não-verbal. Desde o vento, o gorjeio dos pássaros, o farfalhar das folhas, a audição do silêncio, tudo isto e infinitas outras sonoridades convertem a natureza em um centro de estímulos vivenciais, de possibilidades criativas de sonoridades e de fabricação de instrumentos com os próprios materiais que são encontrados.

Este ambiente é útil em certas instituições comunitárias, cujo *habitat* é o campo ou as granjas, como também naquelas outras que conseguem limitar alguns espaços para a natureza.

Este enfoque da natureza permite trabalhar desde o imitativo até o criativo, sem estabelecer limites, assim também como explorar livremente o tempo biológico próprio e do meio ambiente.

Por último, o lugar que permite ministrar a Musicoterapia na sua forma original é o meio aquático.

Meio Aquático: geralmente é desenvolvida em uma piscina que possua condições especiais de sonoridade. De preferência em ambiente coberto, pois oferece a alternativa de condensar as sonoridades, sem que outras pessoas que compartilhem este ambiente, a não ser o paciente ou o grupo de pacientes, aqueles em quem será aplicada a Musicoterapia.

A água deverá estar morna, para que o ingresso nela provoque prazer e não aversão.

Desta maneira sabemos que temos um meio apto para realizar uma série de conexões de comunicação muito diferentes das do meio terrestre.

Parto do princípio que estamos preparando um meio que transporte à época fetal (líquido amniótico) ou seja, que favoreça, por si mesmo, a alternativa de um contexto pré-verbal e não-verbal.

Tenho podido comprovar uma série de pacientes que somente na água, ou imersos nela, conseguiram olhar fixamente nos olhos, ou permitir um contato corpo-a-corpo, responder a comandos mínimos, ou modificar totalmente suas posturas e os seus movimentos.

No meio aquático (25) observamos as condições criadas em uma piscina como elemento continente de uma grande massa líquida, que não tem forma própria, que se adapta à forma da cavidade que o contém e que tende sempre a se nivelar. Esse meio possui propriedades como: movimentos, temperatura, forças, resistências e densidades.

Um discípulo meu, Alejandro Baron-Guiñazu (24) esteve trabalhando intensamente em Aquomusicoterapia, procurando estabelecer códigos sonoro-corporais comunicantes. O que se observa com as experiências na água é que todos os receptores sensibilizam-se notavelmente ao processo de comunicação; e sendo assim, os movimentos, os gestos, os deslocamentos e os sons adquirem outras dimensões.

Essas outras dimensões não significam que se amplifiquem, mas sim que, de repente, adquirem outros significados, que os tornam válidos como estímulos que, em terra, perdem totalmente este valor.

A experiência mostra que esses códigos sonoro-corporais comunicantes possuem um tempo e um ritmo particulares. Baron-Guiñazu os define como de maior lentidão, de maior espacialidade, como que mais ralentados. Parece que se assemelha ao movimento cadenciado do feto no líquido amniótico. Assim sendo, pensamos que esse lugar encerra o melhor enquadramento regressivo de trabalho com os sons.

Há diferentes níveis de trabalho numa piscina. Por um lado, o setor que permite pousar-se em terra, ou seja, no fundo da mesma; e o setor que não possue essa possibilidade, ou seja, quando o fundo da piscina é muito profundo, obrigando a submergir-se ou manter-se boiando. Dentro destes setores a comunicação se pode estabelecer em um nível sobreaquático, aquático ou subaquático, para iguais acontecimentos sonoro-corporais. O nível da água determina estes três níveis de um modo variável, dependendo do uso do espaço em que o paciente ou o terapeuta se movem. Um dos fatos fundamentais no setor profundo da piscina é a modificação da situação gravitacional. Isto também assemelha-se à posição fetal, onde o estímulo da força da gravidade atua ao redor de todo o corpo, dependendo do movimento e da postura em que se coloque o feto, ou seja, há um constante modificar-se do centro de gravidade.

Partimos também da base (26) que: A) a água é um elemento comum e conhecido cotidianamente pelo paciente; B) tem características regressivas e gratificantes, continuando, igualmente como os sons, a estabelecer uma situação similar à intra-uterina; C) nunca tivemos nenhum paciente que recusasse a água, salvo alguns devido à associação com alguns episódios traumáticos, ou seja: uma lavação brusca da cabeça ou um episódio traumático (porém todas estas situações se modificam na segunda ou terceira vez em que se repetir a experiência); D) a água permite a manipulação eficaz para o contexto não-verbal, encerrando nela mesma todas as características de objeto intermediário.

Há certas qualidades do objeto intermediário que se intensificam no meio aquático: observa-se um aumento de todas as experiências de jogos pré-verbais e vocálicos, facilitados pela confiança que este meio oferece.

Em outras palavras, diminui notavelmente a sensação alarmante do outro ser humano, permitindo o contato pele-água-pele, sem temor.

Há ocasiões em que as crianças autistas, na piscina, liberam vozes ou suas expressões sonoras e inundam o espaço, favorecidas por certos ginásios, cuja acústica permite respostas amplificadas de pequenos sons.

O objeto intermediário, a água, é multifacetado em sonoridades, e é possível prescindir de outros objetos intermediários como, por exemplo, os objetos musicais.

Sem dúvida, é muito interessante acrescentar no transcurso do processo instrumentos naturais que se convertem em instrumentos sonoro-musicais-aquáticos (24) e que reforçam ainda mais o trabalho em Musicoterapia.

Esses instrumentos devem reunir características especiais, que diferem das que falaremos e que dizem respeito aos instrumentos sonoro-musicais, que podemos utilizar em um contexto não-verbal no ar-terra.

Os instrumentos sonoro-musicais-aquáticos devem permanecer na superfície da água, ou seja, evitar que se afundem, para não ocasionar angústia no paciente pelo desaparecimento do objeto intermediário. Há certas exceções, sobretudo quando se trabalha com fundo raso e visível. Por exemplo: os caracóis, as conchinhas, as pedras, ou sejam, instrumentos de entrechoque ou chocalhos, feitos com os próprios caracóis, de diferentes tamanhos. O instrumento deve ser visível e concreto; e, pelo fato de estar na água, não deve perder a qualidade ou significação como elemento, e sim ser reconhecido. Nestes casos também tem importância a textura do instrumento e as mudanças de sonoridades ocasionadas pelo próprio contato com a água. Muitas vezes, a discriminação sonora dos objetos na água é reforçada pelos contatos corporais. Estes contatos reconstroem em parte os limites corporais deteriorados em certas patologias, como na psicose.

O instrumento utilizado como descarga de energia e a água, como meio de transmissão ou transporte dessa carga energética, constituem junto ao componente motor, palmas, pontapés, gorgolejos, as bases constantes da comunicação no contexto aquático.

Quando estabelecemos a passagem de níveis no meio aquático, certas particularidades que diferem se modificam, segundo os casos e os esquemas regressivos ou aprendidos dos pacientes e terapeutas. Refiro-me ao mergulho. Nem todos aceitam a possibilidade de trabalhar no ambiente subaquático, ou seja, em imersão. Observa-se que, quando um instrumento se afunda, geralmente os pacientes *Down* não mergulham a cabeça na água.

A transmissão do som na água apresenta notáveis diferenças da transmissão pelo ar. Guiñazu observou em pacientes psicóticos recuperados a permanência das características sonoras de diferentes instrumentos debaixo d'água, a uma distância de até mais que 25 metros. Isto significou o deflagar de uma quantidade de diálogos sonoros subaquáticos aos quais, surpreendentemente, esses pacientes juntaram as suas vozes em forma de gritos ou boca fechada. Assim, tive em minha experiência pessoal dois pacientes gravemente psicóticos, que, no ar-terra, nunca chegaram a emitir nenhum som nem chegaram a estabelecer nenhuma forma de comunicação e que modificaram totalmente a sua disposição no meio da água, onde lograram: emitir sons, fixar o seu olhar no interlocutor, tocar e se deixar tocar, mover-se e nadar como verdadeiros delfins. Por que esta mudança tão incrível entre dois ambientes diferentes?

Guiñazu, em sua experiência que empreendeu no Instituto de Nivelacion Psicopedagógica, narra o seguinte:(24) "...Os pacientes chegam à piscina trazendo experiências prévias com sons e ruídos. Mas o perfil de uma sessão de Musicoterapia em seco não é factível de ser aplicado ao contexto aquático, uma vez que a grande variante do meio impõe reajustes. O musicoterapeuta deve contar com as informações específicas do contato com a água que o paciente possa ter tido. Por exemplo, em crianças institucionalizadas, pode-se obter informações do comportamento nas duchas ou banhos, preferências por águas mornas ou frias, choques que tenham experimentado diretamente com a água, informações sobre alimentos líquidos, bebidas, controle esfincteriano, jogo com a urina etc., somando a tudo isto o ambiente em que esses tipos de atividades se desenvolvem. Altamente informativas são as experiências da bacia, que o dr. Benenzon descreve em seu livro.(26) As experiências de Musicoterapia em piscina constituem a macrovisão, o braço articulado e amplificado daquelas experiências da bacia. A utilização dos mesmos elementos e objetos, usados em sessões em seco de Musicoterapia, levados ao trabalho em piscina, contribuem para um aumento das possibilidades de comunicação, facilitados pela familiarização com o objeto e pelo novo contexto a que se submete a comunicação.

Pode-se apresentar um pequeno mundo fora da piscina. Este último mais os informes acima detalhados e as experiências da bacia constituem os passos prévios às sessões de Musicoterapia propriamente ditas.

Estas se compõem de ritos iniciais: a toalha, os vestuários, com e sem roupa, independência do acompanhante que traz o paciente até a piscina, recepção por parte do terapeuta, diferenças de temperatura, corpo praticamente desnudo, entrada na piscina, que sempre se realiza pelo mesmo lugar, para transmitir confiança e conhecimento do local ao paciente.

Passeios pelos arredores da piscina, oportunidade para massagens corporais, carícias com a água, ir molhando pouco a pouco, tudo isso vai constituindo um ritmo de trabalho, de vivências, de chegadas e de saídas. A busca de possibilidades sonoras vem muito depois de se ter estabelecido o contato com o material. Então elaboramos sessões somente de exploração vocal, ou de exploração corporal, ou com instrumentos. Sabemos que tudo isto pode acontecer simultaneamente, mas o terapeuta elege uma delas. Pode-se observar, com facilidade, que a necessidade da distância na água é determinada pelo próprio paciente. Aquela conduta estereotipada, que se observa fora d'água, agora está começando a desaparecer, devido à mudança do meio ou contexto; e é aí que o musicoterapeuta entra com os sons. Essa é a oportunidade de ação que o musicoterapeuta jamais deve perder. As sessões oferecem situações novas, e não o terapeuta. As situações de prazer, de riso ou sorriso, de *relax*, de abertura permanecem e continuam mais além da piscina. Estes resultados alcançados na água e levados a outros contextos — vestuário, instituição, lares —, conscientes ou não, constituem esboços de saúde.

Este último me leva a defender uma vez mais a necessidade de integrar a equipe multidisciplinar para o processo da comunicação. O homem é um ser multifacético, pluridimensional, e estas características têm suas enfermidades e devem ter uma equipe de saúde. A piscina deve ser um recurso imprescindível em toda instituição; e sua equipe deve consubstanciar-se com essa atividade e integrá-la a todo o terapêutico processo global e integrador.

Passemos finalmente neste capítulo a expor o tema do instrumental.

Todo elemento capaz de produzir um som audível ou capaz de produzir um movimento que possa ser vivenciado como mensagem, como meio de comunicação será parte integrante dos elementos técnicos da Musicoterapia.

Parto de uma equação inseparável, que é o movimento-som-música.

Como primeira classificação de instrumentos para a Musicoterapia, distingo em ordem evolutiva os instrumentos corporais, os instrumentos criados, os instrumentos musicais propriamente ditos e os instrumentos eletrônicos.

Dessa forma, não são importantes somente os instrumentos clássicos da nossa civilização conhecida, como também o nosso próprio corpo, com os seus elementos expressivos, como, por exemplo, a voz ou o aparelho fonoarticulatório, as palmas, os dedos, as coxas, os pés, a caixa torácica etc., assim como também a criação de instrumentos: o simples golpear com um pau o tronco oco de uma árvore pode ser um excelente meio de comunicação.

O instrumento em Musicoterapia é um todo; e sendo assim, tem importância a sua forma, sua textura, sua qualidade, sua temperatura ou a que adquira quando se começa a tocá-lo, esfregá-lo, raspá-lo, golpeá-lo, soprá-lo ou simplesmente movê-lo e perceber sua sonoridade. Cada uma destas características dará constituição ao simbolismo que terá para cada paciente, ou para cada terapeuta; e algumas delas serão o principal detonador do fenômeno de comunicação. No contexto não-verbal, a estimulação instrumental pode sobrevir pela forma de um instrumento ou pela textura, sem que todavia se tenha escutado o som.

Sem dúvida, sugerimos que o instrumento não tenha elementos decorativos, salvo se estes pertencerem intrinsecamente à história evolutiva do próprio instrumento, ou região, ou grupo étnico que o criou ou evoluiu, isto é, que faça parte do acervo folclórico do próprio instrumento. Por exemplo, é comum observar em certas regiões a venda de instrumentos folclóricos fabricados por indígenas e que se apresentam pintados em cores, ou que trazem inscrições, ou se lhe colam elementos, que nada têm a ver com esse instrumento e sim somente com a sociedade de consumo e até mesmo com a dita fabricação. Mas, por outro lado, também existem instrumentos que ostentam certo tipo de correias de couro, ou alças em formato de caracóis, ou conchinhas e outros elementos da natureza que têm íntima vinculação com rituais específicos, para os quais foi criado o tal instrumento.

Quando afirmo que o instrumento é um todo, a proposta é a de que se devem explorar todas as possibilidades; por exemplo: se temos um piano, esse instrumento não significa unicamente o teclado, senão também suas cordas, sua caixa e, sendo assim, podem-se tocar as teclas ou percutir as cordas ou percutir a caixa, ou escutar o som, ou sentir a vibração através da sua madeira etc.

Outro aspecto a destacar é possuir instrumentos em bom estado, quer dizer que não estejam estragados, nem quebrados. Não devemos entregar um instrumento quebrado ou destruído a um paciente, por razões óbvias. Aliás, um instrumento que se estraga deve ser consertado, salvo se houver conotações psicológicas ou simbolismos muito claros, muito definidos, para que a permanência desse estrago tenha significado ou importância no vínculo entre musicoterapeuta e paciente.

O material de que é formado o instrumento tem importância. Sugiro que os instrumentos sejam fabricados com materiais naturais, tais como: madeira, couro, osso, por serem mais atraentes do que os fabricados com metal e, evidentemente, muito mais ainda do que os fabricados com materiais sintéticos ou com o plástico. Há alguns instrumentos primitivos que se faziam com cerâmica ou barro, mas geralmente combinados com uma pele de animal ou como instrumento eólico. Este material tem o inconveniente de que se quebra com facilidade, assim como o caso de instrumentos de vidro, que se tornam altamente perigosos, sobretudo quando se trabalha com pacientes psicóticos. Por exemplo, o trabalho com garrafas ou tubos de ensaios, que se podem soprar qual flauta de Pã, ou garrafas em que se colocam diferentes níveis de água, ao quebrar-se no chão, tornam-se cortantes ou então provocam um alto grau de frustração no paciente, pois são instrumentos irreparáveis.

Instrumento Corporal: a origem de todos os instrumentos musicais se encontra no próprio corpo do homem e são prolongamentos desse mesmo corpo.

O corpo humano é o instrumento musical mais completo, possuindo em si mesmo as alternativas de ser um membranofone, um idiofone ou um aerofone.

Os membranofones são instrumentos cujo som é produzido por uma membrana esticada sobre uma abertura.(23) Os idiofones são instrumentos feitos de materiais naturalmente sonoros, que não necessitam de tensão adicional como requerem as cordas e os couros. Os instrumentos desta classe recebem a sua forma da ação do tocador, porquanto se originam da extensão das ações de golpear, bater palmas ou bater com os pés.

São inumeráveis os fenômenos sonoros do corpo humano: bater palmas, bater palmas sobre as coxas, sobre o tórax, bater os pés, sapatear, roçar, esfregar, assoviar, cantar, gritar, falar, cantarolar, murmurar, suspirar, exalar, inspirar, chiar, deglutir, gargarejar etc. Sem dúvida, apesar de todas estas riquezas, o corpo humano não satisfaz a todas as exigências que havíamos enumerado para um objeto intermediário. Por exemplo, não tem inocuidade. O corpo humano pode despertar situações e ansiedades de alarme, que podem fazer fugir ou entrar em pânico certo tipo de paciente. É pouco maleável, já que não se pode utilizar à vontade, nem sendo o corpo do musicoterapeuta, nem sendo o corpo de pacientes. Isto ocorreria em certos autistas, que tendem a usar o corpo do outro como instrumentos para as suas necessidades ou ações. Ou seja, o corpo do outro pode constituir-se como prolongamento do seu próprio corpo, mas seu próprio corpo está deteriorado, ou distorcido, ou destruído e desaparecido e, dessa forma, poderá utilizar o corpo do outro. Portanto, aparecerão as manifestações agressivas de automutilação. Por outro lado, têm aumentadas outras propriedades, como a adaptabilidade, a identificabilidade, um excelente transmissor e uma boa instrumentabilidade. Isto permite uma perfeita aplicação no campo da geriatria, no da neurose, sobretudo para certos desbloqueios das neuroses obsessivas.

A utilização deve ser no início, guardando distância para evitar o contato corpo-a-corpo, pois nem sempre se tem o conhecimento total do tipo de resposta que pode produzir no outro. Sobretudo se o outro carrega no corpo cargas energéticas de diferentes índoles, ou seja, na psicose ou nos adolescentes.

Há respostas instintivas de grande êxito no emprego do corpo. Por exemplo, as palmas que proporcionam a alternativa de um eco rítmico ou de perguntas e respostas é praticamente um fato constante.

À medida que se conhece a dinâmica corporal do paciente, pode-se começar a dar palmadas sobre as palmas das mãos ou sobre o corpo do mesmo.

De todos os fenômenos sonoros do corpo humano, os mais profundos de todos são os que procedem do interior do próprio corpo, como a voz, o canto, a inspiração e expiração, as exalações etc. Todos eles constituem os elementos mais regressivos e sonoros para o ser humano. Têm a virtude e a complexidade de estarem muito ligados aos ISOS, tanto do musicoterapeuta como do paciente; e que são como que uma tela projetora dos complexos não-verbais do paciente na sua evolução ou involução.

Chamo complexo não-verbal a todo o conjunto de elementos sonoros, musicais e de movimento e fenômenos acústicos, que produzem principalmente efeitos regressivos, limitando o termo de sons regressivo-genéticos a aqueles nos quais, entre outras características, predomina a de produzir nos seres humanos efeitos regressivos em maior medida que outros sons; e, geralmente, como um efeito universal, quer dizer, independentemente da patologia ou das características individuais. Um exemplo desta classe de sons é o batimento cardíaco.

Instrumentos Criados: chamo assim aos instrumentos fabricados ou improvisados pelos pacientes ou pelo musicoterapeuta, em função da situação vincular.

Esses instrumentos são fabricados com quanto material se encontre na vida cotidiana do paciente; por isso são geralmente materiais polimorfos. A maioria costuma ser idiofones, em seguida os aerofones, e poucos costumam ser membranofones ou cordofones. Isto não só se refere à facilidade de encontrar um material, mas à evolução do processo criativo dos instrumentos.

A importância de estimular a criatividade do instrumento reside em que este se une intimamente com o ISO de quem o constrói e, por este motivo, converte-se em um magnífico objeto intermediário.

Um musicoterapeuta que conheça claramente o seu próprio ISO poderá criar instrumentos de acordo com o ISO do seu paciente, o que significa que haverá criado um objeto intermediário ótimo para a comunicação.

Dentro de uma instituição, o emprego da terapia ocupacional pode favorecer a fabricação dos referidos instrumentos e coadjuvarem-se mutuamente ambas as terapias em seus objetivos.

Instrumentos musicais propriamente ditos: fazem parte deste grupo todos os instrumentos fabricados pelo homem durante todo o seu processo evolutivo, que têm utilidade como instrumentos musicais ou sonoros e que favorecem a sua vinculação com a Musicoterapia.

Um instrumento musical será de interesse para a Musicoterapia se tiver as seguintes características: 1) de simples manejo; 2) de fácil deslocamento; 3) de grande potência sonora; 4) que tenda à expansão e não à introversão; 5) que suas possibilidades sonoras sejam de estruturas rítmicas, melódicas, inteligíveis e claras; 6) que a sua simples presença seja suficiente estímulo como objeto intermediário.

Descreverei alguns exemplos de instrumentos que reúnem todas as características enumeradas e outros que só reúnem algumas poucas.

As tumbadoras são duas espécies de bongôs de quase um metro de altura, que são colocadas sobre rodinhas, possuindo uma membrana na sua superfície superior e que são ocas na parte inferior. É um instrumento muito utilizado na América Central, em orquestras tropicais, onde a conga seria um ritmo muito típico.

Este instrumento duplo é de simples manejo; qualquer pessoa, tenha ou não conhecimentos musicais, pode percuti-lo e obterá sonoridade. Não é necessário percutir de uma determinada forma, pode-se fazê-lo com as mãos, com os dedos, com algum pau que sirva de baqueta etc. O fato de possuir rodinhas na sua base permite uma remoção fácil e sem dificuldades. Sua sonoridade é potente, agradável e de profundo primitivismo, como todo membranofone, com ampla caixa de ressonância, que tende a imitar o batimento cardíaco, tanto no seu timbre como em seu ritmo. Devido à sua altura de um metro, com as rodinhas, faz-se necessário tocá-lo de pé, o que permite o pleno movimento corporal de quem o percute. Sua forma simples, aberta, sem limites, estimula a comunicação com o outro, e o seu som tende a dirigir-se para fora, pondo em vibração outros corpos.

Outros instrumentos reúnem características semelhantes a outras que lhe são próprias. Por exemplo, o pandeiro é um instrumento pequeno, que também se percute sobre uma membrana, mas que, ao ser percutido, permite que se entrechoquem umas rodelas de metal que possui em todo o seu redor. Sendo um instrumento leve, permite ser golpeado não só com as mãos, como também com o cotovelo contra as coxas ou contra o peito, variando assim o ritmo de uma dança. Isto acontece com certos chocalhos que se podem colocar nos pulsos, em forma de pulseira, ou ao redor dos tornozelos, acompanhando o ritmo do movimento dos membros.

A "conga" é um instrumento como um tubo gigante, de grande volume, tipo barril de petróleo, que tem fechado um dos lados e aberto o inferior.

É um instrumento de grande poder rítmico e, na atividade terapêutica, oferece alternativas como a de permitir que uma pessoa possa introduzir-se dentro da cavidade. Isto simboliza, para certos pacientes, a volta a um estado fetal, pois é como se os introduzissem dentro do útero. Permite expressões muito vivenciais como rodar junto ao instrumento ou dentro do mesmo, sentir as vibrações, gritar, ou falar, ou murmurar, ou cantar dentro da sua cavidade. Esta é uma experiência muito rica.

O bumbo, instrumento típico da região norte da Argentina, é parecido com a conga, mas de menor tamanho e fechado em ambos os lados com membranas; é um instrumento rico em textura (geralmente são feitos de couro, madeira, pele etc.). Este instrumento tem uma ressonância cardíaca muito intensa, mas há certos pacientes que, eles mesmos, nos ensinam a forma de como utilizá-lo. Uma menina autista, quando chegava perto do bumbo, colocava-o em pé sobre o chão, subia em cima dele e conduzia as nossas mãos para que esfregássemos a membrana, o que lhe devia causar uma sensação muito agradável na planta do pé descalço, que colocava sobre a membrana do bumbo.

O piano é um instrumento que reúne poucas características enumeradas no começo. É um instrumento pesado, que por isso mesmo não se pode mover, de tal maneira que quem se aproximar dele ficará preso ao lugar e espaço que ele ocupe. Geralmente se toca sentado, imobilizando assim a maior parte do corpo, inibindo quase todos os movimentos, à exceção dos membros que o executam.

Ao tocá-lo, se complica; seu sistema de expressão caracteriza-se por uma série de estruturas sonoro-musicais, de timbres, de intensidades, de volumes, de harmonias, de melodias, de ritmos e densidades.

Por isso, não é um instrumento que facilite o vínculo. Toda a sua aparelhagem sonora encontra-se no interior de sua caixa e tende a levar à introversão a quem o executa. É um instrumento para solista. Geralmente o estímulo musical o isola do resto que o rodeia; é um magnífico instrumento para integrar outros instrumentos.

Por todas essas razões considero que, no começo de um tratamento de Musicoterapia, seja preferível utilizar instrumentos de percussão simples, não melódicos nem harmônicos complicados que terão mais utilidade no final do tratamento. Não é que considere inadequado o uso do piano, mas sim que o musicoterapeuta deve olhar com clareza as virtudes e defeitos que ele apresenta para alcançar o vínculo, e então usá-lo. Geralmente o piano, nas primeiras dez sessões de um grupo, é contraproducente e somente se torna benéfico depois de quinze sessões, quando o grupo se encontra em outro processo de elaboração e de codificação.

O que costuma ocorrer em uma primeira sessão, onde se encontra o piano, é que o indivíduo que sabe tocar se dirige a ele quase que de imediato, visto que é um instrumento que melhor se defende ante o aparecimento das angústias e sentimentos profundos, precisamente porque é o mais estruturado e o mais intelectual, e é o que mais referência pode estabelecer ao ISO Cultural. Por isso, quando o paciente toca o piano, levará o grupo a um nível muito imediato, a um grupo de amizades, reunido pela mesma recordação melódica ou de alguma canção conhecida. Poderá estimular muito rapidamente a cantar ou a acompanhar com algum instrumento de percussão.

O piano operará como instrumento líder e, desta maneira, o grupo se colocará como um todo indiferenciado, bloqueando todas as expressões individuais.

Ao contrário, o uso do piano a partir da undécima sessão modifica essa problemática, já que o uso que se lhe dará será diferente. Por exemplo, se produzirão expressões aleatórias, agressivas ou suaves, mas estarão afastadas da situação do ISO Cultural e, sendo assim, permitirão mais livremente a exteriorização do ISO Gestáltico. Também poderá ocorrer o inverso, ou seja, o que se utiliza com canções ou melodias muito conhecidas, mas estas já estarão claramente identificadas dentro da história desse grupo ou desse processo.

O piano pode converter-se em um objeto integrador segundo a aplicação que se dê a ele. Por exemplo, para o trabalho com os surdos e hipoacústicos o piano é um ótimo instrumento, pois permite que vários pacientes simultaneamente coloquem suas mãos sobre a caixa do piano e sintam as vibrações através do tato, ou possam receber vibrações e sensações ao apertar o seu corpo contra o instrumento ou abraçá-lo, ou ainda, nos pianos de cauda, entrar embaixo do mesmo.

Todos os outros instrumentos que pertencem a essa família, como o órgão, o harmônio, o acordeom são instrumentos mais estruturados, que conduzem à harmonia musical e que estimulam o nível intelectual elevado. O tempo desses instrumentos é semelhante ao processo comunicacional, ao tempo verbal. Apesar disto, um bom musicoterapeuta pode explorar, inclusive nesses instrumentos, os diferentes aspectos rítmicos, melódicos e harmônicos e jogar com eles de acordo com a sua necessidade. O bandônion e o acordeom, bem como o violão, têm uma vantagem sobre o piano: podem ser movidos; e alguns, como o bandônion, necessitam de certo movimento corporal para dar vida ao processo sonoro.

Voltemos pois aos membranofones, que são instrumentos que têm a vantagem de que se pode obter sonoridade não só com a percussão, como também, ao serem acariciados, roçados, rasqueados, raspados, transmitem uma gama múltipla de sonoridade, de movimento e de sensações táteis.

Há instrumentos de percussão pequenos, que entram na categoria dos idiofones, como os pratos, os sininhos, as campainhas, o triângulo, que pelo seu pequeno tamanho e pouco peso favorecem a sua remoção através do espaço, o qual estimula o movimento mais estruturado, ou seja, o baile e a dança, e alguns deles, como os pratos, permitem perceber as ondas sonoras no espaço. O mesmo sucede com os gongos.

Quero destacar que, quanto mais primitivo for o instrumento em sua construção e em seu material, mais perto estará do ideal musicoterapêutico.

Observa-se freqüentemente a atração que exercem instrumentos cujo material está ligado à natureza, como os que são feitos de madeira, coco, cabaça, cana de bambu, canas, membranas etc., mais do que se fossem usados elementos mais sofisticados na sua fabricação, como por exemplo o plástico.

Desejo insistir no conceito da ligação entre o instrumento sonoro-musical e todos os aspectos que formam o mosaico genético herdado, que se encontra dentro dos ISOS. Há instrumentos que o seu poder como objeto intermediário encontra-se no impacto sobre o arquétipo herdado.

Por exemplo, o gongo é um instrumento que embora não seja utilizado de maneira freqüente, possivelmente porque não tenha na nossa civilização nenhum uso comercial interessante, é sem dúvida de grande impacto. Os gongos (23) são os instrumentos de metal mais importantes do Sudeste asiático. É um instrumento de bronze, cuja superfície plana ou volumosa é de formato circular, com a beirada dobrada para baixo; toca-se no centro, com uma baqueta; a beirada permanece silenciosa (diferente do sino, no qual o centro não ressoa).

O gongo se emprega em todas as atividades humanas. Acompanha as danças, canções, cerimônias religiosas e profanas e é até mesmo usado para transmitir mensagens. Conserva o forte poder mágico que lhe foi conferido pelas civilizações inferiores: afastar os maus espíritos, curar enfermidades e atrair o vento; o fato de beber num gongo sela um juramento; e o lavar-se num gongo traz saúde. Este poder, somado ao seu preço, o torna um objeto de maior valor, um símbolo de categoria e de riqueza e até circula como moeda. Uma prova da estima em que ele é tido é o fato de que certos gongos possuem nomes próprios, tais como Senhor Tigre, Senhor Terremoto.

Estes instrumentos como o gongo ou as tumbadoras descritas acima, ou as grandes marimbas ou metalofones, ou seja, instrumentos que reúnem as características primordiais para serem utilizados com êxito na Musicoterapia, e que reúnem dentro deles mesmos uma seqüência ligada ao mais profundo do ser humano, os chamo instrumentos líderes. Reforça este conceito a observação de que, nos grupos de Musicoterapia, estes são os instrumentos escolhidos rapidamente pelos membros líderes desses grupos. Por outro lado, esses instrumentos costumam converter-se em guias dos outros, e muitos deles se transformam em objetos integradores.

Sendo assim, dos instrumentos de percussão, em uma seqüência que iria do mais regressivo ao mais prospectivo, teremos os instrumentos melódicos.

Entre estes devemos falar dos xilofones, metalofones, marimbas e "sistros".

Esses instrumentos se compõem de placas, que podem ser de madeira, no caso dos xilofones, ou de metal, no caso dos metalofones.

Nos que se utilizam atualmente na Musicoterapia, essas placas ou lâminas repousam sobre as bordas superiores da caixa acústica e são atravessadas em ambos os extremos por cravos. Estes permitem que as placas possam ser removidas ou não, de acordo com as necessidades.

Pode-se começar colocando uma só placa, de forma que esses instrumentos permitam a transição entre o rítmico e o melódico, pois a percussão desta placa, sozinha, permite obter um timbre, uma sonoridade distinta; ao acrescentar uma segunda placa, em terceira menor, a isolada percussão, de uma ou outra, possibilita a criação da melodia, sem necessidade de nenhum tipo de instrução prévia.

Logo se poderá acrescentar uma terceira, e uma quarta, até a quinta, constituindo-se assim a escala pentafônica, que é a base de quase todas as canções infantis.

Desta maneira, constitui-se finalmente a escala diatônica e a cromática.

O xilofone se originou entre os homens primitivos. É um jogo de tabuinhas de madeira, apoiadas cada uma em dois pontos (os cruzamentos de vibração), percutidas com baquetas ou marteletes. Como o nome atual deriva do grego *Xylon* (madeira), não pode ser aplicado com exatidão a conjuntos de barras de metal.

A forma mais simples de xilofone é o chamado xilofone de perna.

O executante senta-se no chão, coloca duas ou três tabuinhas toscas de madeira em cima das pernas e as percute com duas macetas. Às vezes se cava um poço entre as pernas.

Este fato de poder sentar-se no chão, isto é, contatar o corpo com a terra e com o instrumento em vibração, torna esse instrumento muito corporal, apesar de atitude imobilizadora que é o sentar-se.

Antigamente os executantes eram geralmente mulheres. Sentar-se no chão com as pernas abertas e esticadas é uma atitude tipicamente feminina; em muitos países, nas ilhas do Pacífico, por exemplo, não se concebe que as mulheres cruzem as pernas ao sentar-se.

O mais primitivo dos xilofones de perna, que consiste somente em umas poucas tábuas, é percutido em forma muito simples, e as tábuas são percutidas por turno. Mas há também tipos mais complicados. Em Madagascar, por exemplo, as tabuinhas são cuidadosamente afinadas; uma mulher as sustenta sobre suas pernas, tocando a melodia, enquanto outra, sentada em ângulo reto em relação à primeira, executa um pedal ou obstinado sobre duas barras que estão dispostas em separado, se bem que também descansem sobre as pernas da primeira mulher.

O primeiro passo na evolução do xilofone conduz ao xilofone de troncos, no qual as tabuinhas são colocadas sobre dois troncos paralelos. Todavia, neste período, poderia cavar-se um poço por baixo do instrumento.

Mais tarde as tabuinhas do xilofone foram firmadas sobre um suporte, como uma mesa (xilofone de mesa), ou a um suporte pendurado na cintura do executante, pendente do pescoço e conservado afastado do corpo por um arco semicircular (xilofone de asa). Os xilofones dos negros bantos têm um amplificador de cabaça debaixo de cada barra, para aumentar e encher o som (xilofone de cabaça). Cada cabaça cuidadosamente escolhida e cortada de acordo com o tamanho da barra; supõe-se que o ar interior vibra em uníssono com a madeira. Faz-se um orifício na cabaça, cobre-se com uma membrana resistente, que provém da coberta protetora dos ovos de aranha; esta membrana, ao vibrar harmonicamente, torna o timbre mais agudo.

Procurei descrever com mais detalhes esta evolução do xilofone, pois nos mostra com clareza como em todos os instrumentos sonoro-musicais a evolução vai se operando desde o corpo e o chão ou a terra, num processo de refinamento intelectual. O primeiro passo é a separação do chão e do corpo; modificação e complicação dos elementos naturais que o compunham.

Voltando à sua aplicação na Musicoterapia, insisto que, se bem que o instrumento descrito é melódico e sua percussão se faz sobre as placas, o instrumento em Musicoterapia é um todo; e sendo assim, poder-se-á percutir sobre a sua própria caixa acústica ou de ressonância. Isto dá a possibilidade de que com duas baquetas o mesmo instrumento possa ser utilizado como rítmico e melódico ao mesmo tempo. Os grandes xilofones permitem utilizar várias baquetas ao mesmo tempo, tocando uma pessoa na região dos agudos, outra na região dos sons médios e outra na região dos graves, realizando distintas combinações rítmico-melódicas, como ocorre inclusive em alguns conjuntos musicais populares. Ou seja, o xilofone também poderá se converter em um magnífico objeto integrador, assim como possuir as características de instrumento líder. Sua sonoridade se expande até longe, se extroverte; todavia, apesar de ser melódico, um forte impulso motor pode modificar as suas características.

Sem dúvida, se este instrumento for usado isoladamente, ou se é escolhido por um paciente com fortes tendências depressivas ou esquizóides, irá ocasionar uma situação de isolamento e de introversão, principalmente no melódico.

A flauta doce e o violão são instrumentos melódicos mais complicados, que requerem adequações de aprendizagem e que, portanto, só devem ser intercalados após algum período de tempo de começado o tratamento.

O problema de se usarem esses instrumentos no princípio de um processo terapêutico é que poderão gerar frustrações, pois o paciente não encontra o meio adequado de comunicação não-verbal.

Se o musicoterapeuta tem grande capacidade de manejo do contexto não-verbal, poderá adequar qualquer instrumento para ser utilizado. Uma flauta doce não tem por que ser usada como instrumento de produção de melodias conhecidas. Também pode ser um simples tubo de inspiração e expiração ou de introduzir a voz dentro dele ou de fazer efeitos rítmicos à maneira de um apito.

Instrumento Eletrônico: estes instrumentos, segundo Sachs (23) dependem de descobrimentos físicos deste século, e são considerados seguidamente como os instrumentos mais característicos do nosso tempo. Compreendem três classes essencialmente distintas de instrumentos: aqueles nos quais um mecanismo elétrico substitui a ação mecânica ou neumática anterior, tais como o órgão eletrônico; os instrumentos eletrônicos e os instrumento radioeletrônicos.

Antes de adentrar neste item, devo afirmar que um dos fenômenos mais profundos do som e da música é a sua capacidade de produzir efeitos regressivos no ser humano.

Segundo a psicanálise, existem dois conceitos que caminham unidos: o de fixação e o de regressão.

Quando existem perturbações do desenvolvimento evolutivo, produzem-se alterações do mesmo (fixação) ou podem originar-se movimentos de retrocesso (regressão), mediante os quais se volta a etapas anteriores, que foram vividas com maior ou menor êxito: etapas anais, orais e também fetais.

Em outras palavras, cada vez que uma pessoa sofre uma frustração, surge nela uma tendência a recordar períodos anteriores da sua vida, em que as suas experiências foram mais agradáveis, e formas anteriores de satisfação, que foram mais completas. Isto é, a regressão seria um mecanismo de defesa do EGO.

Nesse caso há dois tipos de regressão: A) a regressão de formas adultas e formas infantis de sexualidade, que seria o pré-requisito das neuroses e B) o que nos interessa fundamentalmente, a regressão ao narcisismo primário, ou seja à etapa do desenvolvimento anterior à diferenciação final do EGO e do ELE.

Quando se produz esta regressão — a mais profunda — significa a reedição do mais antigo de todos os tipos de defesa: o bloqueio do EGO. Entramos assim nos exemplos dos processos esquizofrênicos, da psicose infantil, do autismo, da simbiose.

Chegamos, desta maneira, ao fator terapêutico da regressão. O psicótico, ao haver regressado a uma fase anterior à existência de objetos, não tem interesse em manter contato com os demais ou, em todo caso, a tendência psicótica à retração priva de toda consistência as suas tentativas de estabelecer contatos. Sabemos que, de início, os psicanalistas, sendo a ferramenta principal à interpretação da transferência, consideravam inaplicável a psicanálise nos psicóticos. Este conceito, com a evolução, foi variando.

Nos psicóticos sempre ficam resíduos de relações objetais e anseios de recuperar os contatos dessa índole. É assim que se pode criar gradualmente um mínimo de aptidão para a transferência.

Este é um dos caminhos de onde podemos nos introduzir nas importantes possibilidades do som e da música. Estes elementos comunicantes, aos quais se acrescentam o movimento e outros fenômenos menos acústicos, são os que predominam nas etapas mais primitivas do desenvolvimento evolutivo.

Todos esses elementos permitem uma comunicação com objetos indiferenciados e, por sua vez, são percebidos como fenômenos gestálticos.

Insisto, então, que o musicoterapeuta ou outro profissional da saúde, que em sua formação aprende e introjeta o manejo e o uso de uma linguagem pré-verbal e não-verbal incodificada, pode introduzir-se através do mesmo nos níveis regressivos narcisísticos, sem provocar maiores retrações do EGO, pois estamos trabalhando com os elementos conhecidos desta época do EGO.

Repassemos os conceitos de Juan Carlos Paz,(27) do que ele denomina "relatividades", pois resume nelas os últimos redescobrimentos do fenômeno sonoro-musical e nos permite enriquecer o conhecimento do contexto não-verbal, onde se desenvolve grande parte dos estados regressivos.

Paz afirma que: "...A influência de elementos procedentes do Oriente no desgastado organismo musical europeu, afirmou, entre outras coisas, toda uma complexa sucessão de relatividades, não só no que diz respeito ao nosso sistema de escalas temperadas, como também nas formas derivadas das estruturas simétricas, da quadratura rítmica de critérios acerca do timbre e do som, que tenham vindo convulsionar um dos baluartes mais firmes da cultura ocidental, que é a música resultante dessa mesma cultura".

O conceito de som indeterminado equivale a ruído, aproveitável como complemento da massa sonora entendida com critério ocidental. Sob o ponto de vista oriental, é diametralmente oposto, pois não estabelece uma diferenciação essencial entre ambos os elementos, contrastantes e dependentes, segundo o primeiro de ambos os critérios, e integrantes e autônomos, conforme o segundo. Em suma, que os conceitos acerca da significação musical de ruído e de som são vagos, musicalmente falando, ou, pelo menos, muito relativos.

Dessa valorização de relatividades, no que se refere a timbre e som — de posição entre sons, estritamente controlada, e de ruído, que escapa ao controle determinante —, encarada pelas tendências auspiciosas da música não temperada, surge uma concepção radical de última hora, que foi classificada com o rótulo de "música concreta". Seu inventor não é um músico, pois este teria seguido provavelmente o caminho da evolução lógica da sua arte, assim como de todos os roteiros da sua profissão — até lograr a sua independência, em maior ou menor grau, embora possivelmente dentro de normas legais —, mas um engenheiro: Pierre Schaeffer, 1910.

Este iniciou a sua experiência de uma forma tipicamente superrealista, depois de haver desconfiado de muitas coisas que possivelmente o contrariavam, musicalmente falando. Provido de um gravador e logo de alguns experimentos com elementos musicais, que não deram resultado, saiu um dia determinado, por ruas e caminhos, recolhendo quantos rumores, gritos, ruídos, assovios, miados, ladridos, exclamações e zumbidos que encontrou ao seu alcance. Com este heterogêneo material colhido, Schaeffer improvisou uma espécie de montagem musical, à semelhança da montagem cinematográfica, combinando o material de maneira puramente empírica, ao que se supõe, visto que não possuía nem convicções nem experiência precedente próprias ou alheias em que se apoiar. Em sua etapa inicial, a música concreta chegou à consideração e à utilização especialíssima de um material inusitado: uma locomotiva como instrumento de orquestra, um disco arranhado, uma voz rouca, um barulho de garrafas entrechocadas. A tudo isso concebeu e realizou uma espécie de música surgida do organismo físico do indivíduo: 1) com os sons internos do organismo humano, como respiração, voz, assovios, sons inarticulados; e 2) com ruídos, sons ou vozes exteriores ao seu organismo, próprios e estranhos, provocados ou não pelo mesmo indivíduo. Não obstante, tampouco convenceu o seu autor da causa, segundo declarou, de sua ausência de harmonia e de humanidade que exibiu. Isto o conseguiu quando compôs "Orfeu", espécie de compromisso entre elementos típicos da música concreta com o realismo direto do emprego da voz humana. Assim chega a uma resultante que não é nem concreta nem abstrata, e sim francamente realista e até imitativa em uma boa proporção.

Se tudo isto for aplicado à situação vincular, com cada indivíduo, estaremos nos aproximando do campo da Musicoterapia. De fato, essa descoberta ajudou-me a estudar e criar o Teste Projetivo Sonoro de Benenzon.(8).

Esse teste surgiu com a idéia de criar um instrumento de utilidade como coadjuvante de certas fases do tratamento psicoterápico, sobretudo naquelas etapas estéreis, quando a resistência do paciente se torna muito forte, ou os seus núcleos obsessivos muito estruturados, ou as dificuldades transferenciais e contratransferenciais do terapeuta não permitem o avanço do tratamento.

O teste, eu o concebi composto de três exemplos sonoros que denominei "Imagens Sonoras", com cerca de cinco minutos cada uma. Essas "Imagens Sonoras" apresentam a particularidade de não possuir uma clareza de reconhecimento pela "sujidade" da gravação e as interferências em paralelo, que lhes juntei, mas que por sua vez possuem certas sugestivas conotações da vida cotidiana, como por exemplo: o tic-tac do relógio, a campainha do despertador, a voz de alguém se espreguiçando, alguém assobiando a marcha nupcial etc. O certo é que, ao acabar de criar este teste projetivo sonoro, percebi que havia composto, sem querer, música concreta; tal a veracidade, que utilizei no terceiro exemplo um fragmento da "Sinfonia para um Homem Só", de Pierre Schaeffer. Havia utilizado este exemplo, pois teve a particularidade, precisamente esse fragmento gravado, de se assemelhar à imitação sonora das exclamações de um homem e uma mulher durante as relações sexuais.

Até esse momento não conhecia Schaeffer.

Quando organizamos o Primeiro Congresso Interamericano de Musicoterapia, em 1971, em Buenos Aires, a minha principal sugestão foi convidar Pierre Schaeffer, que não era nem músico, nem profissional da saúde, nem musicoterapeuta. E, sem dúvida, suas contribuições à Musicoterapia foram muito valiosas.

O conceito de objeto sonoro que ele imprimiu permitiu reforçar a ruptura da escolástica musical, que ainda imperava nesse momento como parte da formação do musicoterapeuta.

Ajudou assim a pensar na utilização de outros fenômenos acústicos.

O conceito de objeto sonoro (28) trata de estabelecer a máxima limitação da percepção de um som, a maior assepsia com respeito a todos os outros elementos perceptivos que se vão aderindo a um som.

Pergunto-me se algum dia iremos poder manter um objeto sonoro em um determinado tempo totalmente encapsulado e separado de todo outro elemento.

Nestes momentos me é impossível pensar nele, pois no contexto não-verbal o fenômeno tempo é uma propriedade pouco reconhecida e de característica tão fundamental, que é a base de sua compreensão.

Em Musicoterapia ou em qualquer aspecto em que se trabalhe em um contexto não-verbal, o complexo som-ser humano-som não pode ser parcializado (Fig. 1). Para que seja de fato funcional, esse complexo tem que ser uma unidade que se desencadeie à base do tempo que transcorre entre A e B e a volte a A e B. Um dos elementos que falte e terá sido cortada a possibilidade do funcionamento do processo musicoterapêutico.

De 1952 a 1953, no grupo da "música concreta", analisaram-se sons de múltiplos instrumentos, especialmente de percussão, que foram gravados em fita magnética no Museu do Homem, assim como sons lingüísticos e ruídos variados. Estes sons e ruídos foram gravados em ambientes normais, ambientes insonorizados e ambientes com ressonância. Foram usados aparelhos eletroacústicos, filtros, oscilógrafos para determinar as propriedades dos sons. O que geralmente se denomina som, sem maior averiguação sobre a sua significação, revela-se como uma potência vibratória mais ou menos complexa. Em acústica se faz referência a "espectros do som", e são descritos por uma série de fatores no diagrama espaço-temporal. A análise dos sons com filtros elétricos é similar à análise da luz com a intervenção de prismas.

Tudo isso nos faz reconsiderar que, no contexto não-verbal, não só intervêm os múltiplos fatores e parâmetros do som propriamente dito, como também o local de onde estes códigos se deslocam.

Outra das relatividades definidas por Paz é a música eletrônica.

A música eletrônica expõe de fato uma série de problemas básicos renovadores; problemas de som e de espaço sonoro, de timbre, de gravação, de formalística, de reprodução do som, de interpretação, ou melhor dizendo, de negação total do sentido habitual da interpretação. Se até agora, ao que parece, não se tem obtido com todos eles resultados que façam pensar em outra coisa que num impasse ou em soluções de emergência, tem alcançado com esta nova espécie de atividade um refinamento rítmico incrível, sonoridades inusitadas e problemas de multitemporalidade plenamente resolvidos.

As possibilidades contam em princípio com uma vantagem absoluta sobre a música que se realizou sobre as bases tradicionais. Essa vantagem inapreciável consiste na eliminação do intérprete intermediário entre produtor e consumidor — distorcionador, deformador e, até hoje, calamidade irremediável. Pensemos que isso mesmo se pode adotar em alguns aspectos com a chamada Musicoterapia receptiva. A fita magnética é utilizada no laboratório, onde o engenheiro-compositor seleciona o material e logo procede a uma operação de montagem; realizado isto, transmite-se na sala de projeção do som. De maneira que o compositor grava diretamente suas concepções e não cabe participação alguma a intérpretes ou categoria de determinado intérprete. A música foi gravada no laboratório de som, segundo a vontade de quem a tenha composto; e permanece nesse estado de infalibilidade dogmática desde o ponto de vista que reflete fielmente essa mesma vontade e a submete ou a impõe ao seu auditório.

Mas, se seguirmos nesta linha de pensamento, incorreríamos no perigo extremo que poderia surgir de tal situação. À pergunta niilista: para que intérprete?, pode seguir outra, para que partitura?, e também nós poderíamos chegar a: para que terapeuta? Justamente neste ponto é que reforço o grande questionamento que faço à Musicoterapia receptiva, onde o paciente ou a pessoa em questão recebe passivamente um fenômeno sonoro-musical com o objetivo de produzir mudanças nos diferentes níveis da sua problemática psicossomática. Sabemos claramente‑que, no momento em que há possibilidades de que desapareça o outro ser humano, como alternativa de vínculo, passa a funcionar o sintoma de isolamento com todas as conseqüências que dali derivariam. Conseqüências que estamos observando em nosso século, com o aparecimento cada vez mais profundo da cibernética e da onipotência empregada na computação. A partir daqui, aparece a iatrogenia musicoterapêutica. A palavra iatrogenia é utilizada como toda alteração do estado do paciente produzida pelo médico ou terapeuta. Por exemplo, sabemos dos pais que nos procuram devido a problemas de autismo nos seus filhos e que nos relatam como através da música conseguem acalmar as suas ansiedades e excitações. O que ocorre é que a música envolve a criança autista em uma espécie de membrana protetora que reforça o seu isolamento e, aparentemente, para o resto do mundo que a rodeia, essa criança se acalma. Como o caso dos discos e cassetes que existem para acalmar o choro dos bebês ou para adormecê-los, quer dizer, para condicionar uma conduta totalmente isolante, que só está a serviço da tranqüilidade e comodidade de de quem convive com eles.

Só posso entender a Musicoterapia receptiva se ela aumentar a possibilidade de uma situação vincular entre o terapeuta e seu paciente ou entre o grupo ao qual pertençam os integrantes de uma comunidade ou instituição.

Voltando então à música eletrônica — emanações sonoras —, um primeiro contato tem cumprido atualmente a sua primeira etapa; e nos situa ante diferentes propostas e interrogações, que se apresentam logo após o descobrimento mágico.

Os geradores de som, o gravador e o alto-falante podem realizar facilmente o que nenhum instrumento musical existente é capaz de conseguir; mas os instrumentos, por sua vez e ao contrário, podem chegar, nas mãos do intérprete, a um domínio e uma diversificação inimitáveis na área do emotivo; e, pelo menos nas circunstâncias atuais, para os meios de reprodução e eletroacústicos. Estas mesmas realidades devemos aplicá-las no caso do musicoterapeuta. Em vários dos meus livros tenho relatado as experiências realizadas com a música eletrônica. (26, 29)

Essas experiências me têm demonstrado que, se realizadas de forma exclusivamente receptiva, são altamente perigosas, colocando-as no extremo da farmacodependência. Sendo a música eletrônica uma das comunicações mais comuns dos grandes conglomerados urbanos, sobretudo pelas crianças e adolescentes, praticamente passam inadvertidas a pseudodependência e as deformações que vão produzindo na esfera emocional e comportamental do ser humano. Continuando com as relatividades apresentadas por Paz chegamos à concepção que nos aproxima muito mais precisamente da Musicoterapia ativa, isto é a música aleatória.

Temos visto que, em todas as categorias e estilos de música comentados, a vontade do compositor deve prevalecer, com respeito às suas obras, porquanto tem sido ele, além de criador e realizador, quem fixou as condições em que as suas obras devem ser executadas; e isto, tendo em conta as inevitáveis versões pessoais devidas ao fator interpretação, unido à qualidade dos executantes, às condições favoráveis ou não das salas de audição, em suas possibilidades acústicas, à mutabilidade do gosto ou do capricho através do tempo etc.; mas sempre foi a vontade do compositor (mesmo nas músicas aparentemente mais impessoais, como a concreta, a eletrônica ou a de computadores) que impôs suas exigências com respeito à versão definitiva.

A partitura escrita ou a fita magnética gravada trazem a indicação relativa ou não da execução de uma obra. Com a música denominada aleatória — *alea* = acaso — as condições variam radicalmente em uma boa proporção. A vontade do compositor não só é alterada de maneira fundamental em uma das formas que esta música apresenta, como, no mais avançado dos casos, desaparece quase que por completo, cedendo a iniciativa aos intérpretes.

Trata-se de uma espécie de estética da ambigüidade e da possibilidade plurivalente. De fato a música aleatória propõe um aproveitamento de todas as possibilidades sonoras que encerra uma composição, seja no emprego de estilos próprios, de disciplinas muito afastadas do musical ou no uso cuidadoso e exaustivo de todos os seus elementos alterados no que se refere à ordenação "tempo", duração etc., pela única vontade do intérprete, elevado em boa medida na sua função de recriador ou ao menos de ordenador de um suposto caos, presumível ou paradoxalmente organizado, já que este tipo de música se baseia essencialmente na indeterminação.

Esse tipo de relatividade nos aproxima gradativamente da expressão da Musicoterapia. O intérprete começa como recriador e o próximo passo, que será a alternativa de vincular-se com outro, como um dos objetivos principais, o converterá em "reconhecedor" e, finalmente, ao reconhecer o outro, se converterá em terapeuta. A seqüência neste caso seria recriar o fenômeno sonoro; logo me reconheço (descobrindo o próprio ISO), logo o reconheço (descobrindo o ISO do outro), portanto nos reconhecemos e finalmente nos vinculamos.

Muitas das experiências musicoterapêuticas começam de maneira aleatória. Na realidade, quanto mais nos aprofundamos na aplicação da Musicoterapia em um grupo, o fenômeno sonoro do contexto não-verbal se torna mais aleatório. Dizer mais aleatório é falar também da busca dos sons mais regressivos ou mais próprios de nós mesmos, isto é, como veremos mais adiante, a busca do nosso passado uterino.

Outra das relatividades apresentadas por Paz é a estocástica, proposta por Xenakis.

Estocástica, termo incorporado por Jacques Bernouille, significa, no terreno da matemática, o que depende da probabilidade, do aleatório ou jogo de azar.

A problemática segundo Yanis Xenakis (1922) não consiste em estruturar outro sistema inédito, que, por sua vez, gere inumeráveis sistemas inéditos, mas sim na posição do ser humano, não em máquinas, aparelhos ou teorias abstratas. De acordo com o pensamento desse compositor grego, a tradição nos legou um espaço vazio que os vienenses encheram com protoformas, e os concretos e eletrônicos, com objetos sonoros. Agora, geralmente, segundo Xenakis, as entidades que habitam um espaço abstrato existem unicamente, de maneira que não é possível dialogar-se com elas, a não ser pela via lógico-matemática; de modo que um universo abstrato indeterminado reclama soluções indeterministas, ou seja, as que unicamente podem conceder a teoria do cálculo de probabilidades. Novamente o pensamento matemático se instala na música em uma última ou renovada posição de tempo-eixo. Para Xenakis, músico, arquiteto e matemático, trata-se de materializar os movimentos do pensamento com a ajuda dos sons; e fazer música significa expressar a inteligência por meios sonoros. Ele propugna o abandono de todo determinismo tonal e "serial" em favor de um indeterminismo atonal e "aserial", que dá lugar ao surgimento da estocástica, como causalidade mais generalizada. "Trata-se de um conceito filosófico e estético regido pelas leis da teoria das probabilidades e pelas funções matemáticas que as formulam: de um conceito coerente em um novo domínio de coerência". Os métodos matemáticos foram introduzidos por Xenakis a partir de 1955, conferindo à música um caráter determinado que apresenta três estados: a música estocástica — baseada no cálculo de probabilidades —, a teoria do jogo — estratégia musical — e a teoria do conjunto e da lógica matemática — música simbólica. Mas, colocando à parte os seus métodos particularíssimos de composição, Xenakis se caracteriza pela energia inusitada, até mesmo brutal, às vezes apresentada como culminância de um suspense perfeitamente calculado, numa turbulência sonora de potencialidade insólita, derivada em parte das experiências seriais e do emprego do *bruit* procedente dos futuristas e particularmente de Varese. No que se refere à intervenção da cibernética, é óbvio que as músicas derivadas das suas equações correm o risco de chegar à prática de um automatismo integral, que prefigura o perigo que acompanha qualquer música com base racional científica estranha: ou seja, que facilmente possa desviar-se para o mero e intranscendente jogo intelectual, dito em termos gerais.

Essa relatividade, se bem que conceitualiza teoricamente o contexto não-verbal, o afasta quanto à possibilidade de reconhecimento do ser humano; antes o converte em vítima condicionada a parâmetros matemáticos.

Apareceria assim a mais pura Musicoterapia receptiva, que se abre somente como um muro defensivo da comunicação. A estocástica se afasta do princípio de ISO Gestáltico. Isto não quer dizer que a proposta da estocástica não seja válida quando faz parte do complexo som-ser humano-som; é parte relevante do mesmo; porém tecnicamente nos separa da alternativa terapêutica.

A última relatividade de que nos ocuparemos será a que Paz chama "atitudes insólitas"; as manifestações do tipo neodadaísta de *show* musical postas em prática por John Cage já há muitos anos, e que hoje reproduzem com algum atraso seus adeptos e imitadores, transformando a solenidade habitual e um tanto exagerada da sala de concertos na categoria de arena de circo cu de tablado de variedades. Esta nova forma de espetáculo é levada à prática numa sucessão de atitudes surpreendentes de gestos e gritos por parte dos executantes; pancadas nos instrumentos ou troca dos mesmos durante a execução; constante arranhar dentro dos pianos à procura de sonoridades inéditas, percussão ou golpes sobre as cordas com os dedos, com os punhos, glissando com a palma da mão ou com objetos de metal; gritos emitidos dentro da caixa do instrumento, intervenção freqüente dos aleatórios etc. Em numerosos escritos e conferências, Cage relatou diversas exegeses dessa linha de conduta, rica em experiências tímbricas e, por sua vez, psicológicas. Absurda, se a medirmos com o critério tradicional com respeito aos tabus que o hábito estabeleceu e que, na realidade, não resistem o mínimo, desde o instante em que decidimos despojá-lo da respeitosa solenidade e até de certa compostura requerida ou suportada em tais circunstâncias.

Paz reflexiona sobre os últimos conceitos a respeito de Cage: "...com todo o pensamento de Cage — sensivelmente mais interessante que a sua música — de não repetir textualmente o discurso sonoro, pois ao não proceder dessa maneira, só se escutará algo que não atua de forma espontânea, senão que sobrevive artificialmente, merece ser levada em conta. É possível — adotando este plano de relatividade — que toda a música aconteça autenticamente uma só vez e devido a determinada coincidência de fatores e, por conseguinte, com um resultado comunicativo único; as audições subseqüentes a modificam de acordo com diversas circunstâncias — estado de ânimo de auditórios ou de intérpretes, condições de execução e de interpretação, quando existem condições relativas ao local, qualidade dos intérpretes etc.; mas não se trata, segundo poder-se-ia deduzir, em caso extremo, de destruir toda a música depois de sua primeira audição, mas de experimentar sobre as possíveis mudanças auditivas desta mesma música". Neste caso a lição de John Cage é proveitosa, ainda que a forma pela qual a tem posto em prática seja ou nos pareça primária, ou imatura e provida de uma boa dose de impaciência juvenil; e, termina Paz, com suas relatividades, dizendo: "Mas não envolve tudo o que antecede algo semelhante a uma premonição da etapa final da música? Ao menos da música que nossos hábitos consideram como tal?". O que não exclui que supostamente possam existir ou que possam ser criadas outras músicas que demonstrem a nossa capacidade de compreensão, em cujo caso poderia aparecer Cage como o profeta ativista de um novo credo estético, e cuja missão se complementasse em dois aspectos: ação inseticida contra as retóricas em uso e criação de estados sonoros inéditos, verdadeira antecipação de situações inusitadas, fora de toda previsão, dada a desenfreada investida à base de imprevistos com que nos atormenta a coorte estridente de John Cage e seus seguidores.

Concluindo, esta incessante busca dos criadores ou recriadores do som e da música vai nos mostrando a necessidade integrativa do fenômeno.

Não podemos encerrar um som e isolá-lo de todo o resto do contexto não-verbal em que ele se desenvolve e, muito menos, apartá-lo da essência do ser humano. Cage nos adiciona a integração do movimento e a instância psicodramática; diríamos que os aspectos da evolução das buscas terapêuticas marcham em paralelo com as mesmas buscas do artista. Arte e terapia caminham juntas no caminho do descobrimento de novas fontes.

Precisamente nesta época aparecia o psicodrama e também a Musicoterapia e a psicopatologia da expressão e a arteterapia e a dançaterapia.

Creio que no vaivém dessa busca, os compositores regressem em busca dos primitivos sons, aqueles que vivenciaram dentro do útero materno, aqueles que, por estarem tão ligados aos seus ISOS Universais e Gestálticos, também estão conectados intimamente ao equilíbrio cósmico do Universo.

Por isso, digo muitas vezes que daria a impressão de que os compositores contemporâneos (3), à medida que se aprofundam em suas criações, parecem recriar os sons intra-uterinos.

Por isso custa-me a crer na Musicoterapia receptiva, pois esta deve usar um material que encerra e isola o som do resto do contexto não-verbal.

Em contrapartida, a Musicoterapia ativa se recria em torno do contexto não-verbal e recebe constantemente o *feedback* desse contexto.

Volto assim ao esquema do complexo som-ser humano-som, onde fica claramente demonstrado que o fim do mesmo é o próprio começo.

Aceito a possibilidade de introduzir dentro do contexto não-verbal da Musicoterapia o trabalho com sons emitidos por aparelhos eletrônicos, mas este uso deve ser sempre através do processo vincular entre o paciente e o terapeuta; e além disso, esse processo vincular em função de um tempo terapêutico.

Quer dizer, sempre o aparelho eletrônico deverá ser um objeto intermediário que favoreça esta vinculação e não que a anule.

Meus temores com respeito ao uso inadequado desses instrumentos são precisamente que eles possam atuar como muros de isolamento.

Entendamos que os instrumentos (máquinas eletrônicas), se bem que sejam uma invenção do homem, não deixam de ser também uma invenção e não exatamente um prolongamento do seu corpo e da sua natureza.

Podemos observar que, na evolução do homem, os instrumentos brotados da sua própria natureza se mantêm e persistem através dos anos, das civilizações e por todo o grande mundo. Ao contrário, as invenções mudam, se destroem e desaparecem, transformando-se por vezes em outras invenções, que geralmente duram algumas gerações.

Com tudo isso não quero que me compreendam mal. Considero útil o aparelho eletrônico para efeito das investigações que complementarão o uso mais profundo e a compreensão do fenômeno sonoro. Eu tenho realizado e ainda realizo muitas invenções em que uso os sons sob forma receptiva.

CAPÍTULO III

História de Marcelito — Exemplo de uma Sessão de Musicoterapia — Reflexão em Torno do Contexto Não-Verbal.

Marcelito nasceu cego devido a uma má-formação (aniridia), a qual posteriormente se complicou com glaucoma. Durante o seu primeiro ano de vida precisou submeter-se a quatro cirurgias em cada olho; a primeira intervenção foi realizada quando estava com um mês e meio de idade. Operações realizadas: 1) glaucoma em ambos os olhos; 2) abertura do cristalino em ambos os olhos; 3) idem; 4) enxerto humor vítreo, somente um olho. As intensas manipulações a que foi submetido possivelmente desencadearam nele graves transtornos emocionais e de conduta, dentro do quadro da psicose. Desde os três anos e meio M. freqüentou uma escola para cegos, buscando integrar-se ao grupo pré-escolar. Sua freqüência era totalmente irregular.

Era uma criança com problemas, mas, dentro de suas possibilidades, mantinha uma comunicação com a professora e com o grupo de colegas. Esta comunicação, no entanto, foi diminuindo até os sete anos. Entrava em crise com facilidade, chorando e gritando desconsoladamente; sobretudo não suportava nenhum tipo de frustração. Ante qualquer exigência, por simples que esta fosse, M. dizia: Acabou-se!, ou não quero!, com uma voz característica, fora do tom real.

Quando algum companheiro se acercava dele para brincar, M. dizia: Adeus!.

Devido aos seus graves transtornos de personalidade e à falta de adaptação com respeito à instituição, M. não conseguiu continuar a sua escolaridade.

Em sua casa, passava longo tempo sentado em uma poltrona escutando música, que era a única coisa que o acalmava. Os pais colocavam discos de todo o tipo de música, e ele permanecia horas escutando; mas quando terminava, saltava e começava com as suas estereotipias de movimento de mãos, de braços e de cabeça, rodando-os, balanceando-os etc.

Foi nessa ocasião que lhe foi proposto, como primeira possibilidade terapêutica e de aproximação, a Musicoterapia.

E assim foi atendido pela musicoterapeuta Maria Rosa Alfonsin de Surmani, que realiza um importante trabalho com M., descrito em um dos meus livros.(26)

Durante quase dois meses de sessões, M. permanecia sentado na mesma poltrona, escutando discos. Ao terminar os discos, punha-se inquieto, saltava na poltrona e só se acalmava quando voltava a escutar música. Quer dizer, repetia-se a mesma cena que acontecia na sua casa. Geralmente rejeitava todo o intento de comunicação que viesse da parte da musicoterapeuta.

Vou transcrever textualmente um fragmento da sessão de Musicoterapia, quando se resolveu retirar os discos e tentar qualquer outra forma de comunicação.

A estratégia da musicoterapeuta nessa sessão foi eliminar todos os fenômenos gravados, por considerar que M. os utilizava como defesa contra a angústia que lhe causava a comunicação com o outro, e evitar assim o enquistamento da comunicação.

M. entra na sessão e pede à musicoterapeuta que o conduza à poltrona e que coloque os discos. Foi posto o "Noturno em Mi Bemol", de Chopin, permanecendo M. sentado escutando a música e fazendo seus movimentos esteriotipados de mãos. A musicoterapeuta começou a acompanhar a música com algum instrumento, marcando o compasso e o acento, convidando-o a segui-la. De imediato foi rejeitada. Apesar disso, a musicoterapeuta continuou insistindo.

Enquanto a musicoterapeuta procurava dar-lhe algum instrumento, M. gritava e lhe atirava tudo o que encontrava. E logo dizia: A rodinha? A rodinha do trem? A rodinha dos ravioles?... A musicoterapeuta respondia que não estava com ela a rodinha. Tudo isto acontecia enquanto o disco ia tocando. A musicoterapeuta entregou-lhe então as placas do sistro e lhe disse: estas são as rodinhas que eu tenho e que soam. M. disse: as rodinhas que soam? (Em forma de eco, ecolalia psicótica.) Nesse momento a musicoterapeuta aproveita para percutir o "sistro", mas M. gritou e atirou ao solo o "sistro" que tinha sobre a poltrona. Tornou a pedir a rodinha e a musicoterapeuta lhe explica que ele a havia jogado no chão; então M. disse: A rodinha grande? Acentuando o *DI*. A rodinha grande?...

A musicoterapeuta disse: Também vais atirar isto? Acentuando em *RAR*. E continua: A rodinha grande? A rodinha grande? A rodinha grande? A rodinha grande? Mt.: Tu a jogaste no chão. Abaixa e pega a rodinha grande M.? A rodinha grande?... Mt. apanha, olha... M. começa a gritar cada vez mais alto... grita, chora, chora (enquanto continua escutando a música). M.: A rodinha grande é fria?, acentuando o *IA*. Está fria?... Está fria?... (segue a música). Há um silêncio de alguns segundos. Termina o disco. Escuta-se um silêncio mais longo. Mt.: Acabou... M.: Mais?... acentuando a pergunta. Mt.: Não tem mais!, acentuando o *mais*, e fala: não tenho mais música. Começa a ensaiar muito suavemente um ritmo no pandeiro e começa a cantar a canção: Marcelito é um nenen que vem brincar, Marcelo é um nenen que vem cantar, canta, canta lalalalala (Ver Fig. 10B). Silêncio... M.: Mais? Mt.: Repete: Marcelo é um nenen que canta, Marcelo é um nenen que canta... M. interrompe: Mais? e grita: mais? juntando-se à voz da Mt. que também diz: Mais?, mais? desde um agudo a um médio baixo segundo (Fig. 10C) M. grita, grita, grita, chora, chora: mais disco, mais! Mais, mais, mais disco, mais! (ao fundo a musicoterapeuta segue repetindo a frase da canção) M.: Mais discos, mais! Mais, mais discos... Mt.: É um nenen que quer galopar... M.: Mais disco, mais (grita, grita e chora desconsoladamente), mais discos, mais. Mt.: Não tem mais discos... M.: Mais discos! Mt.: Estás com Maria Rosa... M.: Mais discos! Mt.: Te trago a caixinha chinesa. M.: Não quero! (Ver Fig. 10A) Mt.: Não queres?, acentuando o *que*. M.: O disco terminou, claro que terminou. Mt.: Queres a caixinha chinesa? M.: Não quero! Mt.: O pandeiro? M.: Não quero! Mt.: O tambor? M.: Não quero! Mt.: Você não gosta do tambor?; olha, é o tambor para Marcelo (toca fazendo ritmo). M.: Não quero! Mt.: Vamos, toca forte, toca forte, forte M.! (Lança um grito aterrador, chora, deita lágrimas.) Mt.: Eu toco!, eu!, eu quero (começa a tocar alto). M.: Vamos jogá-lo no chão? Vamos jogá-lo no chão? Vamos jogá-lo no chão? Vamos jogá-lo no chão? (Lança outro grito aterrador e chora com intensidade maior.) A musicoterapeuta pára de tocar. M.: Vamos jogá-lo no chão? Vamos jogá-lo no chão? (Volta a lançar um grito aterrador e pára de repente.) Vamos jogá-lo no chão? Vamos jogá-lo no chão? Mt.: Não quero! (no mesmo tom que Marcelo — ver Fig. 10C). M.: Vamos jogá-lo no chão? Mt.: Não quero! (vão mudando de tonalidade). M.: Vamos jogá-lo no chão? Mt.: Não quero (mais lento). M. (espera um tempo brevíssimo): Vamos jogá-lo no chão? Mt.: Não quero! M.: Vamos jogá-lo no chão? (desta vez muda o tom da pergunta). Mt.: Não quero (como reflexivo). M.: Vamos jogá-lo no chão? (mais devagar e como um convite). Mt.: Não quero (como que cedendo). M.: Vamos jogá-lo no chão? Mt.: Não quero. M. (acelera o ritmo): Vamos jogá-lo no

ENTONAÇÃO DADA ÀS FRASES

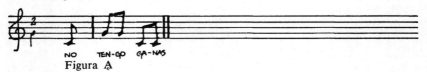

MUSICOTERAPIA NA PSICOSE INFANTIL

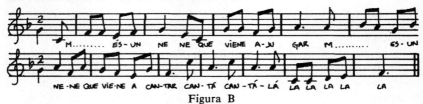

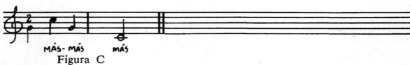

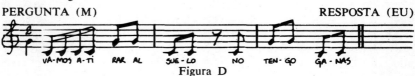

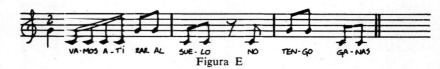

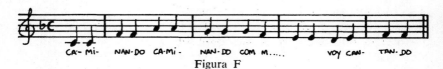

Figura 10

chão? Mt.: Não quero. M. (muito seguido): Vamos jogá-lo no chão? Mt.: Não quero. M.: Vamos jogá-lo no chão? Mt. (rapidamente, imitando-o no ritmo de resposta): Não quero. M. (mais rápido, quase gaguejando com a última sílaba): Vamos jogá-lo no chão? Mt.: Não quero. M.: Vamos jogá-lo no chão? Mt.: Não quero (baixando o volume da voz). M.: Vamos jogá-lo no chão? Mt.: Não quero (em volume muito mais baixo). M. (faz um longo silêncio, expectante, até que interrompe em tom muito suave, modulando a voz muito corretamente e mudando sua tonalidade em comparação com as anteriores): Vamos jogá-lo no chão? Mt.: Não... que... ro... M.: Va... mos... jo... gá...-lo... no... chão...? Mt.: Não... que... ro... M. (baixando o volume): Vamos jogá-lo no chão? Mt. (quase imperceptível): Não quero. M. (outra vez se produz um silêncio e se torna muito tranqüilo): Vamos jogá-lo no chão? Mt.: Não quero. M.: Vamos jogá-lo no chão? Mt.: Não quero. M. (com voz quase graciosa): Vamos jogá-lo no chão? Mt.: Não quero. M.: Vamos jogá-lo no chão? Mt.: Não quero. M.: Vamos jogá-lo no chão? (Quase ritmicamente se vão sucedendo a pergunta A e a resposta B entre M. e Mt.) Mt.: Não quero. M.: Vamos jogá-lo no chão? Mt.: Não quero. M.: Vamos jogá-lo no chão? Mt.: Sim, eu quero. M.: Vamos jogá-lo no chão? Mt.: Sim, eu quero! M.: Vamos jogá-lo no chão? Mt.: Não quero. M. (silêncio, longo silêncio). Mt.: Não o jogamos no chão; não o jogamos no chão (seguindo o mesmo ritmo). M. (em silêncio). Mt.: Não o jogamos no chão. M.: Vamos jogá-lo no chão? Mt.: Não quero. M.: Vamos jogá-lo no chão? Mt.: Não quero. M.: Vamos jogá-lo no chão? Mt.: Não quero (voltando ao ritmo anterior). Mt.: Não quero, vamos jogá-lo no chão (começa a cantar uma canção com as duas frases A e B de ambos) (ver Fig. 10D/E). Não quero, vamos jogá-lo no chão; não quero; vamos jogá-lo no chão; não quero. M. interrompe rapidamente e diz: Vamos jogá-lo no chão? Mt.: Não quero. M.: Vamos jogá-lo no chão? Mt.: Não quero. M. (baixando espontaneamente o volume e o tom da voz): Vamos jogá-lo no chão? Mt.: Não quero. M. (silêncio): Vamos jogá-lo no chão? Mt.: Não quero. M.: Vamos jogá-lo no chão? Mt.: Não quero. M. Vamos jogá-lo no... chão? Mt.: Não quero. M.: Vamos jogá-lo no chã... o...? Mt.: Não... que... ro... M.: Vamos jogá-lo no chão...? Mt.: Não quero.

Este fragmento de sessão, que durou cerca de 25 minutos, nos permite refletir sobre as características do contexto não-verbal.

A) Observamos um tempo diferente do tempo que normalmente usamos num diálogo, seja um diálogo terapêutico ou de outra natureza. É um tempo que, para poder diferenciá-lo devemos precisamente compará-lo com a mesma sessão verbalizada.

B) A decodificação da linguagem verbal permitiu a abertura do canal de comunicação com Marcelito.

C) As frases "não quero" e "vamos jogá-lo no chão", assim ditas ou escritas e repetidas não nos dizem nada e, pelo contrário, nos dariam uma sensação de aborrecimento ou de estereotipia estéril. Sem dúvida, apenas extraído o significado simbólico e o adicionado à infinita variedade de parâmetros do fenômeno sonoro, converteu-se em um diálogo rico e profundo; e durante mais de vinte minutos Marcelito ficou conectado. Mais ainda, este canal de comunicação não se tornará a fechar, pois a partir desta sessão foi possível trabalhar sem a necessidade de incluir discos ou música em forma receptiva. Marcelito começou a aceitar outros instrumentos, assim como também a possibilidade de produzir sons como uma forma de expressão.

D) Este diálogo não-verbal tem um ritmo que pertence a ambos e que se ajustam. Este ritmo é quase que biológico e matemático, próprio do sistema humano primitivo.

E) O fenômeno repetitivo, que se produz com matizes recriativos pequenos, produz o grande impacto sobre o EGO de Marcelito. Este fenômeno repetitivo do fenômeno não-verbal é próprio de todo o andaime musical e sonoro. É talvez o ponto essencial do processo gratificante da música; o de reconhecer uma melodia, ou recriá-la fora e dentro de nós. O que fazem a musicoterapeuta e Marcelito nesse fragmento é recriar o reconhecimento de ambos e permitir, dentro dessa recriação, as mudanças claras e constantes.

F) Alguém diria que o musicoterapeuta deve ser dotado de uma grande paciência para poder desenvolver esse tempo não-verbal. Justamente esta é a formação básica do musicoterapeuta. O poder adotar dentro dele um sistema não-verbal de comunicação, que significa o reconhecimento do seu próprio ISO Gestáltico e demais variantes. Para isso, faz-se necessário submeter-se a um trabalho de Musicoterapia didática. Este trabalho deve ser a coluna vertebral de toda a escola de formação de musicoterapeutas. E, porque não dizer, deveria ser também um aspecto da formação do profissional de saúde mental, seja qual for a sua formação profissional. Creio que o reconhecimento do contexto não-verbal, nosso e do outro, nos abre uma gama riquíssima de compreensão e de comunicação com o paciente mental.

Voltando a Marcelito, os informes posteriores da musicoterapeuta foram os seguintes: comentário da sessão descrita: nesta sessão eu havia conseguido o meu objetivo (26) que era estabelecer o contato direto com M., podendo suprimir o elemento musical que o mantinha isolado. Esse contato foi estabelecido quando consegui introduzir-me no mesmo contexto melódico e tonal das suas expressões, Diminuíram assim a sua angústia e gritos, que se transformaram em um jogo (pergunta e resposta) logo após esta sessão:

A) Começaram a interessar-lhe as canções e os instrumentos, acompanhando-se por breves momentos com o piano ou algum outro instrumento.

B) Recusava o uso da flauta ou a gaita. Os primeiros contatos com esses instrumentos eram agressivos, ou seja, ao emitir o sopro o fazia mordendo o bocal e fazendo cara de nojo; logo após limpava a boca. Comecei então a fazer exercícios de respiração, primeiro recostado na poltrona e, mais tarde, à medida que M. o permitia, sobre o tapete.

A sua forma de inspirar e expirar era compulsiva. Gradativamente, através do meu exemplo, foi relaxando, conseguindo assim uma respiração da seguinte maneira: enquanto convidava M. a soprar o ritmo de uma canção simples, conhecida por ele, eu tampava com os meus dedos os sons correspondentes. Foi perdendo assim o medo dos instrumentos de sopro. Também utilizei a gaita, porque era mais fácil para ele emitir os sons; brincava produzindo sons graves e agudos, segurando-a ele mesmo.

Devido ao fato de que não usava as mãos e de que, quando tocava os objetos, o fazia de leve, como se tivesse medo de se machucar, insisti para que pegasse os instrumentos por sua própria conta, facilitando assim a motricidade fina. Pensamos, com o médico acompanhante, que o aprender a técnica do instrumento de sopro facilitaria o aprendizado posterior do sistema Braille.

C) Observei que, ao caminhar, arrastava os pés e sempre colocava o mesmo pé adiante do outro, como que balanceando-se. Isto produzia o avanço num tempo dobrado, porque quando avançava um passo, retrocedia meio. Fiz com que o notasse e pedi que fizéssemos outro som ao caminhar, ou seja, levantar o pé e marcar cada passo, colocando alternadamente até adiante um e outro pé, enquanto eu o acompanhava com uma canção. Exemplo: caminhando, caminhando com Marcelito vou cantando (ver Fig. 10F).

Assim começou a caminhar com mais segurança, suplantando o vaivém pela marcha, com ambos os pés. Com o tempo, conseguiu saltar com os pés juntos e caminhar.

D) Um padrão de conduta de Marcelito era recusar qualquer proposta nova, por sentir-se incapaz de realizá-la. Uma forma de expressar essa angústia era através de um grito longo, que precedia o pranto.

Após várias tentativas modificava-se a sua conduta diante da alegria de uma nova conquista. Assim foi assimilando elementos novos como o arco, o bastão e a corda, para logo incorporá-los ao jogo. Ao mesmo tempo M. era integrado à experiência do dr. Benenzon ou seja, ao trabalho com a fonte de água e os sons regressivos e constantes com outros sons, e a presença do par terapêutico descrito nos livros.(26 e 8)

Diante dos estímulos sonoros, M. respondia com grande excitação, exagerando ou inibindo sua hipercinesia de mãos e braços, segundo os exemplos. Reconheceu todos os sons contrastantes, deixando de mover-se ao começar um novo som ou música.

Apenas dizia algumas palavras e brincava com grande alegria com a água.

Quer dizer, comportava-se não como um autista, mas como uma criança de característica esquizóide.

À medida que M. foi se sentindo mais seguro, começou a:

A) Inteirar-se acerca do lugar de trabalho; abria as portas e procurava conhecer todo o espaço que o rodeava, dentro e fora do gabinete de trabalho.

B) À medida que descobria algo novo, M. dizia: Isto é... e esperava que eu concluísse a frase. Este jogo era realizado em sua comunicação com a mãe. Exemplo: Marcelito, agora vamos... resposta da mãe... à confeitaria. Marcelito tentava realizar este jogo com todos aqueles com quem procurava relacionar-se. Pedimos à sua mãe que refizesse esse tipo de comunicação, o que levou M. a dizer a frase completa. Isto não está de todo resolvido, pois a mãe insiste na relação anterior.

C) O mesmo sucedia com o uso da terceira pessoa. Em sua casa falavam com ele assim: Mãe: mamãe vai te levar ao parque (em vez de dizer: eu vou te levar ao parque). Avó: a vovó vai te dar banho, em vez de dizer: eu vou te dar banho. Isto o foi fazendo perder, pouco a pouco, a diferenciação entre o meu ou o teu. M. é utilizado, na relação interfamiliar, como continente dos problemas que existem na família (relação mãe, pai, avó); isto se agrava pela rejeição que existe do pai em relação a M., o que significa a falta de identificação com a imagem paterna. Esta imagem está deslocada até a avó, que exerce a função de pai.

D) O falar cantando foi se modificando; quando M. tinha que responder afirmativa ou negativamente, o fazia em forma de pergunta: sim?... não?... (apesar de saber qual era a maneira de fazê-lo). A insegurança o levou a tentar, com a sua pergunta, que outro afirme ou negue por ele. Essa tentativa de não assumir a responsabilidade da sua resposta foi se modificando. Ao me dizer sim?, eu tornava a perguntar, e Marcelito respondia: sim! Sim!, como que duvidando do que afirmava, mas com mais segurança.

E) Sua voz era muito infantil, como em falsete (isto era estimulado por sua mãe, que tentava, no seu relacionamento com M., que ele continuasse a ser um bebê).

F) Muitas vezes se lhe escutavam solilóquios incompreensíveis, risos e murmúrios.

G) Ao lhe perguntar o que desejava fazer, me dizia reiteradamente: "algo"; ao lhe perguntar o que significava esse "algo", respondia: algo que não sei. Mais tarde logrou decidir, sem dificuldade, o que era que desejava fazer.

H) Também modificou o uso da ecolalia diferida.

Aos oito anos, M. ingressou no Instituto de Nivelação Psicopedagógica, onde recebeu técnicas de aproximação do que fazer cotidianamente. Foi-me possível observar como M. se comportava junto ao grupo, uma vez que eu trabalhava como musicoterapeuta nessa instituição; ademais, M. continuava, ao mesmo tempo, o tratamento privado comigo. Não foi fácil a adaptação ao grupo, pois ao se lhe aproximar alguma criança, M. dizia: adeus. Sua conduta era agressiva e gritava com facilidade. É importante ressaltar que era ele o único menino cego, dentro de um grupo vidente, com transtornos de personalidade. Como o contato corporal era rejeitado, utilizei o arco de vime e a corda, como objeto vincular. Motivado pelas canções, M. realizava, de parelha com outro menino, movimentos como: balanço, carrinho, trenzinho etc. Da mesma maneira executava com instrumentos de percussão eco rítmico ou melódico. Aceitava cantar em grupo ou individualmente, mas não por muito tempo. Seus momentos de comunicação com o grupo eram breves. M. manifestava muito medo diante de qualquer mudança, dizendo: não oooooo, não quero, não. Não consentia que o movessem da sua mesa de trabalho; se o deixassem sem atividade, cruzava os braços e enfiava a cabeça entre eles. Apesar disso, conseguimos, gradativamente, mudanças positivas na sua conduta. Ao cabo de um ano, avaliando o comportamento de M., concordamos com o dr. Benenzon em realizar as sessões com o grupo familiar.

Mediante o tratamento de Musicoterapia com M., este conseguiu reviver, modificar e melhorar o relacionamento com a sua mãe e com sua avó. Começou a esclarecer regras de identidade do seu esquema corporal. A integração do grupo familiar permitiu a cada membro, pai, mãe, avó, reestruturar formas de conduta diante de M.; puderam vivenciar os quistos de comunicação patológica, que provocavam em Marcelito a formação de condutas. O pai, apesar de comparecer somente a duas sessões do grupo familiar, também se identificou com essa técnica, pois ao ir recebendo gradativamente as mensagens por meio da mãe e da avó, também modificou-se e conseguiu um melhor relacionamento com M. Nas constantes reuniões da equipe, sobretudo com a psicóloga e com os auxiliares do instituto, pudemos ajudar-nos mutuamente a modificar nossas próprias regras de conduta e, sobretudo, reforçarmo-nos nas decepções.

Tudo isso indica que estivemos diante de uma criança com características sintomatológicas de tipo esquizofrênicas.

Toda a informação descrita foi realizada no ano de 1975. Hoje, decorridos treze anos desde esse informe, podemos dizer e relatar como tem seguido o acompanhamento de M. e refletir no que significou a trajetória desde esse fragmento de sessão dentro do contexto não-verbal até os nossos dias. "Séculos" de evolução e transformações permitidos desde uma interação diferente, desde uma compreensão de um tempo diferente.

Marcelito conseguiu aprender a ler e escrever em sistema Braille, sem problema. Toca piano sem nenhuma dificuldade do tipo motor, colocando os seus dedos corretamente sobre o teclado. Descobrimos que possuía um ouvido absoluto, o que lhe permitiu cantar a duas ou três vozes, imitar com perfeição as canções que sua mãe cantava, ou imitar qualquer melodia ou, inclusive, harmonizar baixos.

Desapareceram os movimentos de mãos e cabeça. Foi adquirindo uma postura ereta, normal. E, atualmente, está trabalhando; e, se bem que não possamos admitir que esteja totalmente recuperado para a sociedade, podemos dizer que tem uma enorme autovalorização, que lhe permite desenvolver sua vida dentro de uma sociedade mais compreensiva e protetora.

Não pretendo magnificar o contexto não-verbal como o único canal que tenha permitido essa transformação em Marcelito. Creio que foi a luta conjugada de toda uma equipe multidisciplinária que trabalhou junto a ele, palmo a palmo, com a sua evolução.

CAPÍTULO IV

Musicoterapia Didática
Sua Técnica

Um grupo de Musicoterapia didática deve ser formado por um número não superior a dez profissionais. De preferência, devem ser pessoas que trabalhem em alguma atividade concernente à saúde mental. Sendo assim, podem participar médicos, paramédicos, psicólogos, pessoal de enfermagem, educadores especializados e outros que pertençam de alguma forma à integração de uma equipe multidisciplinária para o enfermo. Por isso digo que o objetivo dessa experiência é melhorar os seus vínculos com os pacientes com quem dividem as atividades terapêuticas ou de convivência.

Para esse tipo de experiência não é necessário possuir conhecimentos musicais de nenhuma espécie.

Alguns opinam sugerir paralelamente um tratamento psicoterápico para aqueles que não o fazem ou que nunca o fizeram. Baseiam-se no fato de que essa experiência pode despertar mobilizações inconscientes, que algumas pessoas não conseguem dominar. Diremos sobre isto que a experiência em si não tende a mobilizar, pois não se usa, em nenhum momento, a interpretação dos fenômenos insconscientes; mas, no caso em que efetivamente aconteça o aparecimento de aspectos neuróticos graves ou psicóticos, é válida a sugestão e implementação da psicoterapia ou de outros tratamentos afins. Por isso, também cremos que é muito válida essa técnica como avaliativa da capacidade do profissional para trabalhar ou não no campo da saúde mental. Creio que naquelas escolas que formam terapeutas para atuarem junto a pacientes psicóticos, ainda que utilizem diferentes técnicas, mas cujo objetivo esteja dirigido a vincular-se ao contexto não-verbal, é imprescindível utilizar esta técnica de Musicoterapia didática como parte da formação; inclusive como conscientização de uma verdadeira vocação para essa especialidade.

Outra característica dessa técnica é que os grupos devem ser fechados, ou seja, os dez integrantes escolhidos devem iniciar e terminar o processo. Porque, como o nome indica, a experiência é terapêutica e didática ao mesmo tempo, e não podemos compreender uma técnica terapêutica que não se baseie num processo de tempo, através do qual aconteça um episódio que nasce, cresce e chega ao seu fim.

O contexto não-verbal desenvolve-se no tempo, e este tempo produz um processo. Não pode haver um fato isolado, nem uma circunstância que seja terapêutica.

É a concatenação dos fatos e das circunstâncias, essa constante, que se vai repetindo e se modificando através do tempo, o que irá produzir um efeito terapêutico. No contexto não-verbal, sobretudo no sonoro, isto se torna o eixo fundamental, pois o som e o movimento só podem ser entendidos em um transcorrer de tempo.

A duração desse processo é relativa, como também a sua freqüência.

Minha experiência pessoal tem-me permitido observar grupos que trabalharam durante um ano, uma vez por semana, e outros que trabalharam durante ciclos de vários anos, mas sob forma intermitente, isto é, trabalhando uma semana seguida e logo interrompendo até uma nova oportunidade, meses depois.

A forma ideal é o trabalho de uma vez por semana durante um ano.

Essa experiência pode ser repetida durante dois ou três anos seguidos.

O grupo se reúne por duas ou três horas em média.

Na primeira hora trabalha-se exclusivamente dentro de um contexto não-verbal e pré-verbal sonoro-musical e de movimento. Na segunda hora da mesma sessão, realiza-se uma elaboração verbal do acontecimento na sessão, encadeando-se com o processo das sessões anteriores.

O grupo é coordenado na primeira hora por uma musicoterapeuta e, na segunda hora, por um psicoterapeuta que tenham se mantido como observador participante durante a primeira hora.

A musicoterapeuta tem uma participação ativa sonoro-musical e faz uma leitura sonora do ocorrido durante o processo não-verbal.

O psicoterapeuta tem uma leitura verbal, em primeiro lugar, do conteúdo manifesto e logo, no transcorrer do processo do tempo, aparecem quase que espontaneamente conteúdos latentes que irão se repetindo e que terminarão por ser verbalizados pelos próprios integrantes do grupo.

Realiza-se uma reunião prévia à iniciação, na qual se estabelecem algumas considerações gerais e contratuais.

Em termos gerais são as seguintes (podem variar segundo se reúna o grupo particularmente ou em instituições terapêuticas, ou em instituições docentes ou com objetivos diversos):

A) Explica-se a forma de trabalho concernentes às três horas e a divisão das mesmas, procurando não detalhar demasiadamente as técnicas de trabalho. Por exemplo: trabalharemos durante três horas. Seremos muito pontuais quanto ao começo, assim como quanto à finalização do mesmo.

Na primeira hora, trabalhar-se-á num contexto não-verbal, manipulando objetos intermediários e todos os elementos sonoro-musicais e de movimentos.

Na segunda parte se fará uma leitura do ocorrido, elaborando verbalmente o acontecido aqui e agora. Essa leitura será verbal das condutas e verbal do contexto não-verbal. (Está implícito que tanto o musicoterapeuta coordenador como o psicoterapeuta deverão ter tido uma entrevista individual com cada integrante.)

B) Grava-se totalmente a primeira sessão, algumas sessões do momento intermediário do processo geral e a penúltima sessão. Isto se faz para que se possa realizar um estudo posterior mais profundo do contexto não-verbal, dos diferentes parâmetros que se modificaram, ou não, no transcorrer evolutivo do grupo.

C) Não se permite que nenhum integrante grave as sessões, por considerar-se o mesmo um elemento intruso dentro do contexto não-verbal e que deteriora a sua espontaneidade. Esta proibição parece contradizer-se com a anterior; é provável, mas a anterior está destinada a ser usada em forma grupal, durante o processo evolutivo, como também na última sessão, e por considerarmos que está inserido com a idéia do didático e de investigação, que é um dos objetivos do grupo.

D) A partir da sexta sessão, pedir-se-á a cada um dos integrantes a narração da história sonoro-musical. Esta história (que explicarei com maiores detalhes adiante) deverá ser manuscrita e entregue na sétima sessão, quando será lida por cada um e dividida pelos demais.

Essa história deve conter todas as lembranças e/ou fantasias referentes à vida sonoro-musical, desde a gestação até o momento atual. Com respeito à gestação, deverá investigar nas recordações dos seus familiares.

E) Os instrumentos sonoro-musicais serão proporcionados pela musicoterapeuta em número e no momento indicado pelo processo.

F) Cada um dos integrantes terá a oportunidade de trazer, no decorrer do processo, os instrumentos que desejar; mas sugere-se que, de preferência, sejam os construídos pessoalmente e criados ao longo da história do grupo de Musicoterapia didática.

G) Não se permite fumar durante a primeira parte, ou seja, durante a experiência no contexto não-verbal.

A explicação desta norma é que, durante o contexto não-verbal, utiliza-se a maior parte do nosso corpo, desde a boca, as mãos, os pés, a pele, o ar etc. Dessa forma, o cigarro nos ocuparia uma das mãos, a boca e o acionar de inspiração e expiração, como também os aspectos de descarga energética através do ato de fumar.

Como dizia no princípio, cada grupo de Musicoterapia didática deverá ter objetivos mais precisos, que dependerão das necessidades dos seus integrantes. No Conservatório Brasileiro de Música, no Rio de Janeiro, formei um grupo integrado exclusivamente por musicoterapeutas formados, e a outra condição era que todos estavam submetidos a tratamento psicoterápico.

Este grupo desenvolveu uma modalidade particular de trabalho, em forma de laboratório intenso, por etapas, isto é, teve três encontros de uma semana completa de duração cada.

Primeira Sessão

Considero regra importante respeitar ao máximo o rigor na pontualidade, tanto no início como no final das sessões. O tempo, nesse tipo de experiência, é parte integrante do processo. O par terapêutico que se forma com o musicoterapeuta e o psicoterapeuta deve ser responsável pelo controle desse tempo, que passará a ser um continente tão útil como o é a sala de trabalho, com as suas características que já descrevemos, e o instrumental.

Nessa primeira sessão colocar-se-á um gravador, visível a todos os integrantes, mas em um lugar que não incomode a movimentação corporal ou instrumental. Isto é, que esteja presente, mas que não impeça, iniba ou interfira, com a sua presença, as expressões do grupo. Colocam-se no chão e no centro da sala, um tanto esparramados, instrumentos em igual número ao dos integrantes e do musicoterapeuta. O resto da sala, sem nenhum outro elemento. Há alguns grupos que costumam colocar almofadões no chão, para maior comodidade para sentar-se ou recostar-se.

Exemplos de alguns dos instrumentos colocados: clavas ou toc-toc, bumbo, reco-reco (em forma de cabaça, origem porto-riquenha), cuíca (tambor afro-brasileiro de fricção), tambor pequeno de barro, de origem israelita, xilofone, marimba, pratos, celesta. Outros incluem o bongô, as castanholas, campainhas, flauta doce, violão etc.

Em termos gerais trata-se de colocar instrumentos de percussão simples, com diversas alternativas de sonoridade e de flexibilidade. Alguns instrumentos melódicos, que descendem da percussão, como os xilofones ou as marimbas. Alguns poucos de cordas, como também os de sopro. Alguns com características de líder, devido ao seu tamanho e sonoridade.

A característica folclórica de certos instrumentos está relacionada com o lugar, região e país onde se desenvolve o grupo. Na Argentina, por exemplo, devido à característica cosmopolita dos habitantes da cidade de Buenos Aires, os instrumentos podem corresponder a variedades folclóricas muito diversas. O folclore autóctone do norte, cujo exemplo instrumental é o bumbo, o folclore afro-brasileiro, que tem uma notável influência pela vizinhança do país, pelo intercâmbio constante turístico e por certa afinidade do primitivismo dos seus ritmos. A tudo isso deve-se somar a herança geralmente européia de países como a Espanha e a Itália, que trouxeram uma riqueza que também se entrelaçou com o autóctone.

Uma vez que os integrantes vão chegando e se saudando, liga-se o gravador (estamos falando sempre da primeira sessão) e se transmite a primeira proposta.

Em termos gerais, as propostas expressadas pelo musicoterapeuta, tanto em grupo, como a nível individual, devem ser muito claras, precisas e levemente diretivas.

Havíamos falado que as propostas poderiam ser diretivas ou não-diretivas.

Vamos apresentar alguns exemplos de propostas perante um mesmo grupo, nas condições descritas anteriormente.

O musicoterapeuta pode expressar-se verbalmente dizendo: "Sentem-se no chão, em volta dos instrumentos, escolham alguns deles e comecem a tocar, até que a experiência sonora cesse por si mesma" (primeiro exemplo); ou pode dizer: "Todos podem escolher instrumentos e procurar expressar-se, comunicar-se e/ou relacionar-se" (segundo exemplo); ou pode dizer: "Podem escolher instrumentos e improvisar livremente até que termine o que fazer" (terceiro exemplo); ou pode "fazer um gesto com a mão, mostrando os instrumentos" (quarto exemplo); ou "pode tomar um instrumento e começar lentamente a tocá-lo" (quinto exemplo); ou pode "não se mover nem dizer nada" (sexto exemplo).

Esses seis exemplos de propostas, diante de uma única situação, provocarão diferentes atitudes de cada um ou de alguns dos integrantes, embora deva esclarecer que finalmente o processo didático-terapêutico será o mesmo.

O primeiro exemplo é uma típica proposta diretiva. É uma que obriga os integrantes a tomar uma atitude de imobilização corporal passiva e de ocupar um espaço definido; obriga-os a sentar-se. Esta atitude será muito difícil de se modificar, salvo por outra proposta, também diretiva, que determinará um encadeamento de propostas, o que, geralmente, será negativo para este tipo de grupo. Também esse exemplo os determina a uma tarefa limitada, que é a de escolher instrumentos e pôr-se a tocar, assim como também lhes dá um tempo de finalização.

Por isso, esse exemplo mostra uma proposta que determina quase que todas as atitudes do indivíduo com o qual diminui suas possibilidades criativas, a eliminação de situações conflitivas e a expressividade livre. Sem dúvida esta ordem diminui as angústias e as ansiedades de uma primeira sessão de um contexto não-verbal e geralmente tranqüiliza. Estas propostas costumam ser úteis para grupo iniciante de adolescentes ou geriátricos.

No adolescente, devido ao fato de que neles as angústias e os temores, sobretudo no contexto não-verbal, onde o corpo tem um papel relevante, propostas não-diretivas podem bloqueá-los intensamente e inibir a possibilidade de participação. E no grupo de velhos, porque eles esperam um meio de expressão, que o próprio meio social lhes vem negando. Encontram-se reativamente bloqueados por serem tratados como seres primários ou infantis.

No segundo exemplo a proposta é menos diretiva. Nela não se impõe postura física alguma, isto é, estão livres para mover-se corporalmente. Tampouco há limitação quanto ao número de instrumentos, nem tempo. Mas a ênfase é colocada no objetivo de comunicação e integração. Diríamos que essa proposta afastaria a introversão ou o isolamento.

O terceiro exemplo é um passo a mais, porque permite que se realize livremente o que se queira. A palavra improvisar pode ser tomada como espontaneidade e tem estímulo para a criatividade.

O quarto exemplo é uma proposta imersa totalmente no contexto não-verbal. Prescinde-se da palavra. Isto já é uma proposta e, colocada como início de uma primeira sessão, assinala o condicionamento posterior. Se bem que não possamos dizer que não é diretiva, pois transmite sinalizações através do corpo, que induzem a determinada atitude. Diremos que é levemente diretiva e, como tal, pode produzir em certos integrantes inibições de movimento e de eleição. É uma proposta muito útil para a observação de regras de comportamento dos indivíduos. Permite ver-se muito rapidamente as características de comunicação de cada integrante.

O quinto exemplo é uma proposta por imitação. É perigosa como alternativa de primeira sessão; sem dúvida poderá ser útil depois da décima sessão. No primeiro encontro pode produzir uma paralisação total dos integrantes, por desconhecerem ainda as regras de atuação; e porque também a sua tendência nesse período é a de focalizar a sua atenção na própria pessoa do musicoterapeuta.

O sexto exemplo é o de uma típica proposta não-verbal, não-diretiva. Permite que somente os instrumentos se convertam no estímulo real do contexto não-verbal. Transporta a proposta ao objeto intermediário. Em outras palavras, a proposta não-verbal, não diretiva pode ser factível em uma primeira sessão, sempre e quando se encontre presente o objeto intermediário em forma visível, audível e tangível. Pode ser muito produtiva a partir do ponto de vista da observação direta das características de comunicação dos seus integrantes, pois deixa liberdade à própria estimulação do objeto intermediário, pela sua textura, sua forma e sua audição.

Essa proposta requer uma formação profissional profunda e de longa experiência por parte do musicoterapeuta, uma vez que mobiliza ansiedades fortes que se transmitem diretamente sobre a sua pessoa. Se este não possuir uma boa formação pessoal, tende a atuar muito rapidamente, frustrando a possibilidade de expressão dos integrantes do grupo.

Geralmente essa ansiedade provoca no musicoterapeuta o impulso de repetir propostas, de verbalizar verborragicamente uma proposta, buscando explicar ou esclarecer os significados da mesma etc. Um musicoterapeuta pode formar-se eficazmente através de experiências de Musicoterapia didática, que precisamente o ajudam a resolver as sensações despertadas no contexto não-verbal.

Finalmente diríamos que uma proposta é boa, se for breve e concisa.

Algumas vezes a resposta de um grupo ou de algum integrante se deve especialmente a uma determinada palavra dentro da proposta; por exemplo: em uma primeira sessão, o musicoterapeuta diz: cada um eleja instrumentos; a partir de agora, tratem de se expressar e veremos a comunicação que cada um pode realizar. Esta proposta é longa, demasiada explícita e dimensiona uma atitude persecutória. A palavra, veremos, converte-se em um processo de exame, de avaliação, e leva o grupo a utilizar elementos defensivos. Por exemplo: neste tipo de proposta o grupo utiliza a defesa verbal. Um dos integrantes perguntou: Cada um pode pegar só um instrumento? Outro disse: Devemos expressar alguma coisa em particular? Isto obrigou o musicoterapeuta a repetir novamente a ordem, bloqueando, de certa forma, o contexto não-verbal.

Passemos a considerar as possibilidades de resposta do grupo em uma primeira sessão de Musicoterapia didática, logo após ser estabelecida a primeira proposta.

Claro está que, em um contexto não-verbal, a atitude corporal do musicoterapeuta está implícita na proposta. O musicoterapeuta que emite uma proposta sentado, atingirá um grupo sentado; o musicoterapeuta que permanece de pé, possivelmente condicionará uma atitude de pé, e o musicoterapeuta que comece a se movimentar pelo espaço, condicionará uma atitude de busca e de reconhecimento desse espaço.

Em um dos grupos, todos os integrantes se colocam no chão, de cócoras, ao redor dos instrumentos, e rapidamente cada um escolhe o seu instrumento.

Esta atitude grupal, de rodear os instrumentos e de fixar-se nesse espaço, eu a chamo de "situação da fogueira", pois lembra a típica atitude que utilizam os grupos de *camping* ou piqueniques, quando se reúnem ao redor de uma fogueira.

Esta disposição é muito típica de quase todos os grupos e se repete com bastante insistência ao longo do processo, sobretudo quando surgem situações conflitantes ou de grande ansiedade. O grupo tende a aglutinar-se, como sucede nas cirandas infantis, que também se tornam pequenas à medida que sentem medo ou angústia.

A eleição instrumental adquire transcendência para a observação do terapeuta, que, em geral, permanece em algum local da sala, recostado ou sentado, tomando notas ou não. Deve permanecer o mais discretamente possível.

No início, sua presença é notada; mas, aos poucos, passa a integrar um aspecto do contexto assimilado e assumido. Se as devoluções, na segunda parte da sessão, são claras com leituras simples e concretas do aqui e agora da sessão, o observador terapeuta passa a ser um integrante valorizado pelo grupo.

Sabemos que a eleição instrumental denota características do integrante, que deve ser observada como padrão de medida para a observação da continuação do processo. Possivelmente a conscientização dessa eleição não se deve fazer nesta primeira sessão, e sim ao longo do processo, à medida que se repitam fatores similares. Rapidamente se define o líder, que escolherá, com maior rapidez que os demais, o instrumento mais potente ou que mais se sobressaia em relação aos demais instrumentos. Ou também aparecerá a situação competitiva dos instrumentos eleitos.

Há certos instrumentos que são desconhecidos e até mesmo complicados de tocar; há, sem dúvida, alguns integrantes que precisamente

112

optam por essa dificuldade. Outros escolhem o instrumento que já sabem como executar. Isto só ocorre com o violão, com o piano ou a flauta doce. Por isso, não recomendamos colocar instrumentos muito conhecidos no cotidiano dos integrantes, pois isto produz a defesa através do ISO Cultural, que transmitirá ao grupo a sensação de uma reunião de amigos cantores.

Isto ocorre com o violão no nosso país (Argentina), pois é freqüente, nos meios familiares, que alguém saiba tocar violão, ou que apenas arranhe e cante. Isto é um forte estímulo para a abertura no ISO Cultural do grupo, já que o repertório que se usa está influenciado pelos meios de comunicação de massa, que monopolizam determinadas músicas durante um certo período de tempo.

Cada um dos integrantes, ao tomar um instrumento e fixar-se em um determinado espaço, começa a improvisar ou a observar curiosamente o instrumento que escolheu. É muito raro que alguém deixe de escolher um instrumento e, se assim acontecer, será uma exceção que se deve ter em conta como um traço de personalidade.

Um sistema defensivo adotado nesses momentos são os olhares entre os integrantes, buscando um apoio, procurando controlar a ansiedade do desconhecido, ou, inclusive, como primeiro sistema de comunicação entre eles.

Assim começa a expressão sonora, produto da improvisação e exploração dos instrumentos escolhidos.

Há quem tencione, através do olhar, buscar um acordo com os demais; e há quem se isole imediatamente, mantendo-se absorvido na exploração instrumental, como meio defensivo do grupo.

É muito importante que o observador tenha a mente clara e que procure anotar o tempo que transcorre, sobretudo com os fenômenos sonoros que se sucedem, assim como também as variações rítmicas e melódicas e os ciclos de silêncio. Esse tipo de observação pode originar conclusões a respeito de modificações no decorrer processo. Observei em quase todos os grupos que, ao redor dos sete primeiros minutos de iniciada a experiência de exploração, geralmente apresentavam um primeiro tempo de aparente caos sonoro e rítmico, diria uma sensação de música aleatória, um segundo tempo de um breve "acordo sonoro" e logo uma espécie de parada ou mudança de clima, que por vezes é precedido por um silêncio quase que total. É como se acontecesse um tempo biológico de expressão grupal que tenha esta duração. A partir dos sete minutos, volta a se instalar um produto expressivo, que pode ser igual ou diferente da primeira etapa. Creio ser interessante cronometrar esta seqüência de tempos porque em minha experiência observei que, à medida que o grupo se desenvolve e evolui, esses sete minutos se alongam; e, em certos grupos muito evoluídos, desaparece por completo esta mudança, silêncio ou ciclo. Quer dizer, o decorrer do contexto não-verbal se produz como um contínuo variável, mas sem interrupções.

Normalmente as primeiras sessões do grupo de Musicoterapia didática são fragmentadas por exposições sonoras e silêncios ou modificações de clima, com durações finais que não ultrapassam trinta minutos.

Em compensação, à medida que transcorre o processo e ultrapassamos a vigésima sessão, os fragmentos vão se tornando muito mais alongados ou desaparecem; e a duração total da sessão pode chegar a uma hora ou um pouco mais, dependendo do grupo e da circunstância. É raro que supere os setenta minutos.

Cada integrante, por sua vez, tem um tempo biológico, que é importante detectar. O contexto não-verbal permite a observação mais definida. Observa-se o tempo que demora para escolher o instrumento, adaptar-se ao mesmo, produzir um elemento sonoro fluido, entrar no processo regressivo, sair do mesmo, no tempo de exposição da sua emissão sonora, na diferença temporal com que maneja um instrumento e outro e quanto tarda em produzir-se a expressão corporal direta.

Nesses primeiros sete minutos, observam-se atitudes clássicas que também servirão de padrão de medida para a manifestação das mudanças.

Os corpos geralmente permanecem imóveis, movendo-se somente a parte corporal que deve manejar o objeto intermediário, por exemplo, as baquetas, quando são usadas para percutir, ou as próprias mãos sobre o couro. Não há mudanças instrumentais, isto é, geralmente cada um se fixa no instrumento escolhido. Tampouco aparece ainda a possibilidade de um objeto integrador.

Quando alguém se atreve a realizar uma troca de instrumento, geralmente o faz com alguém que esteja muito próximo dele, isto é, ao alcance das suas mãos.

O espaço de cada um é muito reduzido e se respeita a não interferência do espaço do outro, e desse espaço com o espaço que ocupam os instrumentos e o objeto intermediário, que passa a ser um lugar como que sagrado (o espaço do fogo).

Creio que este é o momento de voltar a insistir na importância do trabalho no chão. O trabalho a nível de chão dá força, solidez e liberdade ao corpo para sua expressão em todas as suas alternativas de expressão sonora.

O chão deve ser de madeira e, mais ainda, deve ser do tipo flexível, ou seja, com um setor oco por baixo, o qual permite a percussão com as mãos, com os pés, com os saltos dos sapatos ou com as próprias baquetas dos instrumentos. A pancada rítmica sobre o chão imprime uma vibração que pode converter-se em ritmo líder do grupo. Rapidamente é imitado por outros integrantes do grupo, pois a estimulação do chão não é somente a nível auditivo, mas se converte a nível corporal total.

O musicoterapeuta deve ter muito claro o conhecimento do seu próprio ISO Gestáltico e Cultural, para poder discriminar entre tudo o que ele irá sentir e tudo o que vai receber de cada um dos integrantes, e do ISO Grupal, que se formará a partir desta primeira experiência.

Uma das primeiras dificuldades com que se deparará é a sua atitude diante da sua proposta. Deverá também escolher instrumentos ou não? Deve esperar o turno final para fazê-lo ou não? Participará de exploração instrumental, imitirá alguns, ou será independente? Todos estes questionamentos deverão ser resolvidos nesse momento, e a sua experiência de formação lhe dará cada vez mais aptidão na sua atitude. Por isso recomendo que, no contexto não-verbal, o profissional deve "atuar" o inconsciente com a propriedade de não se converter em "atuador".

Descrição Resumida de uma Primeira Sessão: Logo após a proposta todos ficaram abaixados, de cócoras, ao redor dos instrumentos que cada um escolheu. Durante uns minutos improvisaram com o instrumento escolhido, numa atitude de isolamento. Logo após uns cinco minutos de exploração instrumental, produziu-se uma espécie de harmonia sonora, que, a partir de um ponto de vista do ISO Cultural, nos fez associar a um contexto folclórico brasileiro.

Aos sete minutos produziu-se um silêncio que somente foi interrompido pelo raspar do reco-reco e o glissado da marimba. Durante esse tempo começou a delinear-se a liderança de um dos integrantes. Novamente se improvisou e se destacou o glissado da marimba, que apareceu como um fenômeno aleatório, com a profunda sensação contratransferencial de melancolia. Observou-se um bloqueio geral e dificuldade para o fogo livre. Aos sete minutos seguintes fez-se o segundo silêncio, quando novamente se manteve uma suave sonoridade de fundo, pelo ritmo efetuado por um xilofone. Produziu-se um bloqueio igual ao anterior. Todos seguiram apegados aos seus instrumentos eleitos no início. Houve olhares que se entrecruzaram entre os integrantes. Ninguém se moveu do seu lugar. Aos sete minutos seguintes, novamente um silêncio. A partir desse momento aconteceram algumas mudanças. S. combinou dois instrumentos, J. apanhou a cuíca e começou a examinar a madeira interna de fricção que este instrumento possui. O musicoterapeuta lhe indicou, através do gestual, a forma de executá-la (esfregando a madeira com um pano úmido ou simplesmente com o polegar e o indicador umedecidos). Apareceu o som, que tinha uma certa semelhança com a voz humana grave. Isto provocou surpresa, sorrisos e permitiu a possibilidade de comunicação entre os outros integrantes, diminuindo o medo das ansiedades paranóicas. Depois desse momento apareceu uma permissão interna para o jogo espontâneo. Observamos o intercâmbio instrumental entre os integrantes. J. passou a cuíca a Jo, e logo este a M., que a apertou contra o seu peito e esfregou com força a madeirinha.

A partir desse momento, houve uma tendência de buscar a integração grupal.

Esta sessão durou quarenta minutos e terminou de maneira gradativa, cada um deixando o instrumento e ficando somente um dos integrantes percutindo o xilofone, como que dando a nota final.

Há um detalhe nesse fragmento descrito que nos leva a refletir. Trata-se da incorporação de um instrumento, como a cuíca, que é pouco conhecida no nosso folclore cotidiano, principalmente pelo seu manejo, para que emita o som; é evidente que causa dificuldade, que pode ser motivo para que seja deixada de lado; por outro lado, a atitude do musicoterapeuta, como instrutor da forma de tocar este instrumento, e, finalmente, a sonoridade tão particular do mesmo. O recomendável é colocar nas primeiras sessões instrumentos que não apresentem nenhum tipo de dificuldade. O mesmo às vezes ocorre com a flauta ou outro instrumento de sopro, como aquela em que o indivíduo sente a tendência de extrair sons e melodias, acordes conhecidos e, não podendo alcançar esse objetivo, se inibe e é prontamente abandonado. Por isso, recomenda-se que esses instrumentos sejam apresentados à medida que o grupo, após sucessivas sessões, vá se desbloqueando e permitindo-se todo o tipo de exteriorização sonora. Neste caso, esses instrumentos serão bem-vindos e provocarão maior mobilização. Um objetivo importante é conseguir que o indivíduo inspire e expire através do tubo de uma flauta, ou de qualquer instrumento de sopro e que, através desse tubo, consiga emitir alguns sons guturais, ou aqueles que estão intimamente ligados ao seu corpo ou às suas entranhas; comece a sentir verdadeiramente esse objeto intermediário como um prolongamento do seu próprio corpo; nesse momento estaremos empreendendo o caminho de um contexto não-verbal, rico e profundo.

Na segunda parte da sessão, cada integrante se acomoda no solo, sobre almofadões, em forma de círculo; em alguns grupos servimos uma xícara de café, em outros não, e a proposta que transmite o observador terapeuta é: "Comece cada um a falar sobre o que aconteceu até agora, o que pensaram, sentiram ou fantasiaram".

J. manifestou que gostou muito do xilofone, que lhe deu a sensação de música oriental ou música árabe. Ressaltou o fato de haver realizado um binômio entre ele, com o xilofone, e o musicoterapeuta, com o chocalho. Isto lhe recordou o seu relacionamento com a sua mãe. Também se lembrou dela quando tocava a marimba. Sentiu a música como uma "coisa chinesa", e seus olhos ficaram úmidos. Pensou na imagem da sua mãe nascida em Beirute, no Líbano e de seu pai nascido em Safad, Israel, e que era cantor numa sinagoga.

M. manifestou que teve vontade de chorar constantemente. Custou a falar e confessou que não queria ter vindo. As clavas (paus de madeira de entrechoque) o faziam recordar a escola em que trabalhava exaustivamente e com raiva. Recordou uma menina autista, principalmente quando ouviu o som da cuíca, que lembrava alguns dos sons que ela emitia; e tudo isto o fez sentir algo assim como o primeiro som da morte. Sentia um grande vazio interior. O xilofone lhe fez recordar cortinas de água, chuva, cascata de água.

S. manifestou que se divertiu muito. Queria integrar-se com todos. Não se levantou nem se moveu porque não encontrou lugar para o fazer; teve uma espécie de *mamitis*.(*)

Jo. não sabia bem porque tinha vindo. Fez referência ao prazer que lhe causou a sessão como um todo. Pareceu-lhe que M. estava muito zangada.

D. gostou. Comentou que não olhou ninguém, que sentiu que foi uma descarga e que fechar os olhos lhe fez muito bem.

Ma. estava muito assustada. Explica que uma coisa é ser ouvinte, e outra é participar. Encantou-lhe a cuíca.

Após as referências de cada integrante, o musicoterapeuta fez uma leitura sobre o sonoro, ou seja, os aspectos rítmicos e melódicos que se criaram, suas variações e suas características.

Por último, o psicoterapeuta fez uma síntese sobre tudo o que foi falado e ressaltou alguns aspectos claramente vivenciados no aqui e agora dessa sessão. Nessa observação deve-se ter especial cuidado de não interpretar conteúdos latentes, que possam mobilizar.

Deve-se agir com cautela e compreender que esse é o começo de um processo e que, sendo assim, a história dessa sessão se repetirá muitas vezes até que o conteúdo latente, que pôde ser observado ou sentido, terminará por aparecer em toda a sua manifestação. Nesse momento, então, poderá ser expresso por palavras.

Deve-se compreender que o contexto não-verbal não tem limites, e que estes são imprecisos. Por isso deve-se trabalhar com o maior cuidado e precisão. Talvez esta dificuldade de encontrar limites nesse

---

* *Mamitis* = saudade materna. (N.T.)

contexto converta certos profissionais, em que se incluem principalmente os psicoterapeutas, em seres muito onipotentes, que utilizam esses elementos com muito pouca precaução.

Surge uma série de perguntas relativas ao contexto não-verbal: "Como é possível o musicoterapeuta finalizar uma sessão dentro de um tempo previsto? Como se pode medir o tempo dentro de um contexto não-verbal? Qual seria o parâmetro mensurável?".

O contexto não-verbal é uma espécie de espiral em que a história de um processo não tem nem princípio nem fim.

Segunda Sessão: Geralmente a segunda sessão apresenta muitas expectativas, assim como receios. Em um dos grupos ficou estabelecido, como estratégia, dar ordens semidiretivas, com a finalidade de observar um caminho gradativo. Nesta sessão não se coloca o gravador. Usam-se os mesmos instrumentos. A proposta do musicoterapeuta, pronunciada em voz muito baixa, foi a seguinte: "Hoje farão a sua apresentação de forma individual. Cada um de maneira não-verbal. Assim como estão, no lugar em que estão, escolham um instrumento e se apresentem". Esta proposta tranqüilizou o grupo, apesar de tê-lo imobilizado. Permitiu observar o instrumento eleito, dando uma idéia da característica da identidade sonora do indivíduo, segundo o objeto intermediário escolhido. Ao finalizar essa forma de expressão, o musicoterapeuta deu a segunda proposta: "Realizem uma segunda volta, procurando apresentar-se novamente, mas desta vez os demais devem procurar o momento em que desejam integrar-se, ou utilizarão o mesmo objeto intermediário". Finalmente o musicoterapeuta dá a terceira proposta (sempre em voz baixa): "Vocês já se apresentaram um ao outro, agora o faremos grupalmente, e cada um deverá deixar o instrumento quando assim o desejar". Isto permitiu uma maior exteriorização.

Comentários posteriores caracterizaram-se por transmitir profunda melancolia e medo: "Tenho medo de me sobressair como um pássaro que quer voar e lhe falte o céu".

As propostas que um musicoterapeuta e o psicoterapueta vão transmitindo, no decorrer do processo, dependerão de múltiplos fatores. Um deles, evidentemente, a correlação que irá acontecendo entre o vínculo desse par terapêutico didático e o grupo; e, por isso, as propostas respondem claramente à evolução do processo. Apesar de que ao início pareçam diretivas, gradativamente se tornarão cada mais aleatórias; e chega o momento em que desaparecem totalmente. Quer dizer, o grupo se torna autógeno e produz as suas próprias propostas. Muitas vezes chegamos a observar que as propostas, ao longo de um processo histórico de um grupo de Musicoterapia didática, simplesmente significam uma defesa ansiógena do par terapêutico. Temos

118

comprovado que um grupo assim pode funcionar logo na primeira sessão, sem propostas, inclusive sem mudanças de objetos intermediários. O grupo gera as suas próprias propostas, buscando diferentes alternativas de objetos intermediários e, desta maneira, se convertem em grupos que produzem e modificam maior material dentro do contexto não-verbal.

Para isto é necessária uma grande experiência de trabalho, e uma capacidade — paciência — de absorção de ansiedades, para deixar o tempo em que possa surgir, qual fruto maduro, a verdadeira exteriorização dentro desse contexto. A "ausência de propostas" dá ampla liberdade e diminui algumas frustrações. Exemplo: em uma determinada sessão resolveu-se tirar todos os instrumentos e deixar somente o bumbo como objeto intermediário único. Esta proposta estimulou muitos aspectos. O primeiro obrigou a utilizar o bumbo como objeto integrador, quer dizer, uma parte do grupo tratou de utilizá-lo em forma grupal; por outro lado, o mesmo instrumento gerou estímulo de exteriorização de ISOS Culturais referentes a vários integrantes. Surgiram ritmos e melodias andaluzas, *Seferadies* do folclore argentino, tudo isto devido ao fato de o instrumento, por ser muito primitivo e basicamente constituído de pele, permitir ritmos semelhantes ao batimento cardíaco e suas variantes, que constituem o núcleo de todos os folclores do mundo.

Logo uma das integrantes sentiu-se muito frustrada, pois vinha com a expectativa de exteriorizar todas as suas expressões através dos tubos da flauta de Pã, que estava na sessão anterior, e sua fantasia era friccionar e soprar até extrair tudo o que sentia que tinha no seu interior.

Algo ficou incompleto, pelo menos nesta sessão.

Dessa forma podemos concluir que, no que diz respeito às propostas, cada grupo tem a sua própria história, que funciona com uma "estratégia" ou "ausência de propostas", que também passam a ser uma proposta. É precisamente nesse interjogo de propostas e de respostas que aparece ou se descobre o ISO Grupal, que irá caracterizar esse grupo e o diferenciará de qualquer outro.

Nesse ISO Grupal está envolvido também o par terapêutico.

Essas caracterizações do ISO Grupal podem ser lidas também através das gravações efetuadas em diferentes períodos da evolução de um processo. Observem-se características rítmicas e dinâmicas, que são protótipos. Algo que vem se repetindo em vários grupos desta natureza é que algum dos integrantes se encarrega de trazer algum elemento comestível. Desde uma torta feita por alguém, até simplesmente caramelos ou biscoitos. Nós mesmos, ao servir uma xícara de café

119

entre a primeira e a segunda parte de uma sessão, também adotamos, inconscientemente, esta atitude.

Lembro-me de um grupo de esquizofrênicos crônicos, institucionalizados, que reunimos há muitos anos, e que lhe passávamos fragmentos musicais. Um dos pacientes nos trazia, constantemente, pedaços de pão, como se vivenciasse a música como elemento nutritivo.(8) É freqüente observar o significado da voz, como leite que penetra pelo ouvido. Há pessoas que se sentam com os olhos fechados e a boca aberta; e bebem quando há música, num prazer regressivo, como quando mamaram no seio da mãe.

Quanto ao observador, em algumas sessões sugerimos que se coloque de costas para o grupo durante a parte de expressão não-verbal, para que possa realizar uma leitura sonoro-musical muito mais intensa e discriminativa.

História Sonoro-Musical: No início, quando comecei a trabalhar com esses grupos, pedia a história ao começar a primeira sessão, mas à medida que modifiquei esta situação, somente fazendo esta exigência após a décima sessão, observei que a história se tornava muito mais rica, além de mobilizar notavelmente o resto do grupo. Assim sendo, tecnicamente, o que fazemos agora é: a partir da décima sessão, não como algo fixo, pedimos, por escrito, a história da vida em relação aos sons. Na sessão em que nos entregam o trabalho, pedimos ao integrante ou integrantes que o leiam diante de todos. Essa leitura e explicações que acontecem *in situ*, esclarecendo ou fornecendo maiores detalhes ou às vezes imitando sons, produz no grupo uma profunda integração. É como se de repente muitos se aliviassem do conhecimento do outro. A partir dessas sessões produz-se uma transformação bastante importante quanto à expressão de sentimentos e sensações e uma abertura maior no que se refere ao contexto não-verbal.

A essa história sonoro-musical resolvi chamar de ficha musicoterapêutica.(8) Geralmente, em qualquer tratamento de Musicoterapia, faz-se uma ficha.

O conhecimento desses dados recolhidos tem vários usos. O musicoterapeuta enriquece as suas possibilidades de abertura de canais de comunicação e conhecimento dos ISOS do paciente.

Em todo o tratamento é o próprio musicoterapeuta que confecciona a ficha, ou seja, no interrogatório do paciente ou no dos seus familiares ou agregados.

Em Musicoterapia didática, é o próprio indivíduo que vai criando essa ficha, ao longo de todo o processo terapêutico. Precisamente ao pedirmos essa história, informamos aos integrantes do grupo que a podem ir delineando ao longo de todas as sessões. Isto permite que a pessoa reconheça e redescubra fenômenos e conhecimentos de si mesmo, que havia esquecido e/ou bloqueado. A ficha se realiza a nível não-verbal. Cabe perguntar-nos se poderíamos conseguir uma ficha musicoterapêutica a nível não-verbal. Na realidade, a resposta é afirmativa, pois em um processo terapêutico, dentro de um contexto não-verbal, vai-se desenvolvendo uma história sonoro-musical. Durante o processo vão surgindo, sem bloqueios nem repressões, os próprios engramas herdados e as distintas fases evolutivas. Se fizermos uma leitura da ficha musicoterapêutica de um paciente e relermos o seu processo musicoterapêutico, veremos que surgem dados e acontecimentos paralelos.

A título de exemplo, escolhi uma, entre as inumeráveis fichas musicoterapêuticas, simplesmente para observar a riqueza de fenômenos que aparecem associados ao som, ao movimento e à música.

"...minha primeira recordação sonora é intra-útero. Está relacionada com o ruído de bombas, armas de fogo... É um ruído acompanhado sempre de uma sensação de medo, contração de todo o meu corpo, tendência à postura fetal. Houve um contato posterior semelhante a um arrulho, movimento rítmico repetitivo... ea... ea... a... (costumamos interromper às vezes a leitura da história, pedindo à pessoa que procure imitar o som, ou reproduzi-lo o mais fielmente que puder). Relaciono a musicalidade do 'ora pro nobisssss' com o privilégio de adormecer nos braços da minha mãe, abrigada sob imensos seios. A música celestial da infância está relacionada com os ruídos provenientes da cozinha, enquanto se preparava a comida; o som do azeite fervendo frigindo o peixe, o garfo batendo os ovos, a água caindo da torneira, os utensílios de porcelana chocando-se, o ruído surdo da faca penetrando na casca do pão; recordo que todos eles me produzem uma reação imediata: quantidade de saliva na boca!

Quando eu tinha sete anos nasceu meu irmão, J., e seu choro se transforma na música estridente que anseia por braços maternos, 'meus braços'.

Naquela época a música do mar, suas ondas batendo na amurada, às vezes com palmadinhas suaves, outras com arremessos selvagens. O ruído do mar e a música do vento os guardo na minha memória quase que numa simbiose perfeita.

O vento! Sempre o tenho ouvido e sentido como elemento libertador... que me transportava para longe... muito longe... Tenho visto como os redemoinhos de areia subiam, graças à força generosa do vento. Às vezes me fascinava tampar os ouvidos e isolar-me parcialmente, para me pôr em contato com um sem-fim de ruídos ao mesmo tempo.

Aos oito anos tenho uma conexão direta com uma música nova. A taboada de multiplicar. Eu a acompanhava e me empolgava (não conseguia parar).

Aproximadamente nessa idade mudamo-nos de casa e fomos viver perto de uma 'serraria'... Toda a vida vou detestar a música da serra cortando a madeira, assim como a broca do dentista e a lixa de unhas.

Um ano depois me transplantam do mundo rural, que eu conhecia totalmente, tanto a música do mar como a do vento, as gaivotas, os pássaros, a areia em redemoinhos, os ramos das árvores etc., para o ruído urbano do bonde, do trem, o vendedor ambulante, a sirene da fábrica naval, os carros, as pessoas sempre apressadas, a porta que se fecha com chave...

Quando aparece em casa um instrumento musical: a harmônica do meu irmão.

Meu êxtase e admiração total por ambos.

Recordo este Natal e meu primeiro contato com as castanholas e o pandeiro.

Sempre os associo ao *turron*, aos presentes e ao lazer (férias).

A música das rodas do trem sobre os trilhos e o silvo estridente da locomotiva estão impressos em mim, porém confusos... Há uma espécie de contradição, me sinto feliz porque viajo, mudo, me movo; e estou triste porque sinto que meus pais vivem uma autêntica tragédia.

Um momento estou em Astúrias... e logo em meu ambiente rural... mas diferente! O som das campainhas das vacas que sobem ao monte para pastar. O canto isolado de algum pastor que, apesar de muito distante, o sinto próximo, graças ao eco.

A música volta a me presentear com sensações novas, o rio e seus cantos de roda. Comecei a idolatrar o rio, e ele, após dez anos, quase que me leva até as suas profundezas; desde então o saúdo de longe e com todo o respeito.

Creio que um dos sons mais admirados, pelo que representava, era o das moedas quando se chocavam; este som metálico que indica poder..., capacidade de poder.

Comecei a 'escutar' música quando saía de férias e, no carrossel, montava num cavalinho de cores vivas, com crinas para me agarrar, que subia e descia sem parar, e que combinava de forma tão soberba com a música e com o movimento.

Um belo dia entra em casa um aparelho de rádio. Escutava-se música, mas também muita 'algazarra', principalmente notícias surradas de emissoras clandestinas; e, vez por outra, a música do 'cola-cao'.

Entro no Instituto e a partir desse momento *a música sou eu*.

Entro no coro, canto os solos (sinto-me importante).

Meu irmão sussurra 'A Internacional', meu pai 'chsssss', dedo na boca.

Aos quinze anos adoeci e me ficou um zumbido no ouvido, que me acompanharia pelo resto dos meus dias. Este zumbido às vezes interfere nos outros ruídos, aumentando-os, aumentando-os... Quando o zumbido desaparece, sinto-me em silêncio e me agradam os silêncios... Quando não tenho zumbido, aprecio com deleite o ranger dos móveis, os passos das pessoas, com os seus ritmos tão característicos... o respirar das pessoas... o som tão bonito do piscar, ou melhor, do roçar das pestanas de encontro ao lençol.

A partir de certa época, não recordo qual, os sons e as músicas vêm sendo a repetição de outros, que ouvi anteriormente.

Algo novo acontece quando vou ao Brasil e me ponho em contato com o ritmo afro-brasileiro, contato com a percussão da macumba e a festa de Iemanjá, na praia, com o coro de vozes que cantam e rezam. É o momento do gregoriano brasileiro!

O círculo se fecha, volto a sentir meu próprio 'ea... ea... aaaaaa, adormecendo minha filha M...

O choro do bebê transforma-se em música estridente, interrompendo o meu descanso, tirando-me de mim mesma. Seus risos voltam a repetir-se como os risos das gaivotas em Cedeira. Seu engatinhar, o mesmo que o meu de outrora.

As *mascletas* de Fallas, o ruído desagradável que me encolhe em postura fetal, como o ruído dos bombardeios da guerra... E o vento!... Sempre meu aliado! Convidando-me a subir a outras nuvens, transformada em fibra de erva...

Os trens continuam sendo motivo de liberação, somente sinto a falta da máquina a vapor com a sua música cansativa de cafeteira que transborda.

Agora, na minha vida, entrou a música clássica e a moderna e até a pós-moderna, mas continuo sentindo mais íntima a música dos objetos, de forma espontânea e 'selvagem'."

Para que fiquem bem claras as diferenças que se podem observar através das fichas musicoterapêuticas, copiarei outra:

"Tenho cinqüenta anos, nasci em Trelew-Chubut. Meu pai, que havia nascido em um povoado de artistas plásticos (Safed-Israel), tinha uma voz de barítono, e nas festividades religiosas judaicas exibia as suas qualidades cantando na sinagoga.

Minha mãe, nascida em Beirute, Líbano, conta que, desde pequenina, sua mãe lhe havia obrigado a estudar violino, que abandonou logo depois.

Não tenho nenhuma recordação das preferências musicais de meu pai, salvo a já mencionada. Minha mãe gosta de cantar música oriental e antigamente também dançava.

As possíveis influências sonoras durante a época da minha gestação estariam de acordo com os relatos da minha mãe, o som que produz o vento, que nesta zona é muito violento. Não tenho vivências sonoras do nascimento, nem dos primeiros dias de vida; tampouco tenho registrados movimentos corporais e canções de berço da minha mãe.

O ambiente sonoro da minha infância me era transmitido por uma irmã mais velha, que vivia escutando boleros e todo o tipo de música melódica e dançante.

Minha mãe ainda recorda, e sempre com maior freqüência, a intensidade do som do vento de Chubut, e o efeito inquietante que lhe produzia; ainda hoje, diante de alguma situação climática intensamente ventosa, revivo a recordação da época.

Tenho reações de desagrado por música de volume sonoro muito alto, ao *jazz* movimentado, ao som penetrante que produzem certas buzinas agudas de carro, coletivos e caminhões, à locomotiva quando apita, ao latido insistente dos cachorros, às batidas de portas, ao ruído que produzem os escapamentos abertos de automóveis, especialmente motos, aos gritos etc., e a muitos outros ruídos de volumes exagerados.

Agradam-me os sons que produzem os instrumentos de corda em geral, particularmente o violino, piano e cravo.

Estou ligado basicamente à música barroca clássica e romântica, preferencialmente à barroca. Com relação à música moderna, tenho sentimentos de certa intolerância e indiferença.

Agrada-me o trinar dos pássaros, excluindo alguns agudos e insistentes, o vento quando sopra e move a folhagem das árvores, o som que produzem as ondas do mar, ou da água, quando batem de encontro aos rochedos, os golpes das pequenas embarcações sobre a água.

Minha inclinação musical começou aos cinco ou seis anos, quando tocava com uma tira de elástico que prendia à boca, fazendo-a vibrar.

A minha educação musical começou aos doze anos. Comecei estudando violino, logo depois o piano, como instrumento complementário do violino, seguindo com o curso de História da Música, Teoria Musical, Música de Câmara e, finalmente, pelo prazer de tocar um instrumento que me exigisse menor esforço, estudei violão, prevalecendo, entretanto, através do tempo, somente o violino.

Integrei conjuntos musicais de câmara, orquestras e sinfônicas. Atualmente ensino a principiantes a técnica do violino".

Essas duas histórias nos permitem caracterizar duas pessoas totalmente diferentes, assim também como predizer as suas condutas enfrentadas com os instrumentos como objetos intermediários. O músico, no princípio, nos trouxe problemas intelectuais no que diz respeito ao objeto intermediário, dirigindo ou liderando o grupo de Musicoterapia didática através do ISO Cultural. Isto bloqueia a possibilidade de reconhecer o ISO Grupal verdadeiro.

Observamos com curiosidade que, ao longo da história da Medicina e da Psicologia, as anamneses, apesar de que cada dia são mais profundas, se ocupam pouco do riquíssimo mundo do som e do movimento que rodeia o ser humano e as implicações que este tem sobre o psiquismo.

A tomada da ficha musicoterapêutica é uma chamada de atenção que permite focalizar o interrogatório sobre este mundo.

Assim aparecem na recordação infantil da pessoa uma quantidade de sons que foram desagradáveis ou que foram gratificantes ou uma série de fantasias que dão coerência a atitudes atuais frente ao retorno do mesmo.

Os conhecimentos, que enriquecem a história sonoro-musical, nos forneceram elementos básicos para compreender as repulsas a determinados ritmos, ou melodias, ou movimentos.

Também podemos reconhecer conteúdos simbólicos expressados através das canções, não só na sua letra, como também na sua melodia. Faço referência a alguns trabalhos,(8) como *The Hauting Lyric*,(30) que fala acerca do significado pessoal e social da canção popular americana.

A autora conta que, durante muito tempo, observou que o assobiar da sua família pela manhã expressava o estado de ânimo naquele momento: alegre, triste, resignado ou otimista. Habitualmente assobiavam somente uma frase ou duas, mas baseando-se na letra do texto, que correspondia a essa parte da melodia, encontrava a chave que revelava o estado de ânimo. Por exemplo: "Oh, what a beautiful morning" (Oh, que linda manhã), da revista musical *Oklahoma*.

Muitas vezes quem assobiava não podia recordar a letra; era uma canção de cujas palavras não estava consciente. Hannett compreendeu que a melodia era uma expressão pré-consciente, e era óbvio que se empregava para transmitir emoções e sentimentos que não podiam expressar diretamente. Isto mesmo poderia ser aplicado ao tratamento de pacientes psiquiátricos e a leitura das canções ou melodias que são trazidas num grupo.

Evidentemente, falar de forma direta significa aproximar-se demasiadamente de emoções para as quais não se está preparado. As palavras de outrem proporcionam a distância adequada e, ao mesmo tempo, a sugestão do conflito básico. A melodia era empregada pelo paciente, muito especificamente, para explorar a transferência, mas freqüentemente fornecia a chave do conflito corrente na análise. Freud dizia que se pode demonstrar que a melodia que de imediato penetra na cabeça de um homem está condicionada por um processo de pensamento ao qual pertence e que, por alguma razão, ocupa a sua mente, sem que a pessoa se dê conta.

É fácil demonstrar que o enlace com a melodia se deve buscar na letra ou na fonte de onde tenha brotado a melodia. Freud faz logo a seguinte advertência: "Não recomendo o mesmo no caso de pessoas verdadeiramente musicais, com as quais não tenho tido experiência; nelas, o valor musical da melodia pode justificar sua aparição súbita no consciente".

Hannett se refere a outros casos que esclarecem mais o assunto: uma paciente apresentou-se a uma sessão aborrecida com ela, não podendo justificar este sentimento até recordar-se que, ao entrar no consultório, estava pensando em um fragmento de música: "Please, give me something to remember you when you are far away fom me" (Por favor dê-me algo para recordar-te quando tu estiveres longe de mim). Umas horas antes lhe haviam comunicado que o analista ia entrar de férias e no momento não havia reagido à notícia, à separação iminente, mas os seus verdadeiros sentimentos se revelaram claramente depois.

A palavra "por favor" foi acrescentada pela paciente para envolver o seu pedido de um talismã que pudesse afastar a solidão que ela temia passar.

As crianças também empregam a melodia para expressar sentimentos profundos; um menino fez, em segredo, um tamborzinho para o aniversário de sua irmã mais velha, e escreveu nele o nome da sua irmã. Enquanto construía o brinquedo cantarolava a "Marcha Fúnebre" de Chopin. Embora esta melodia careça de letra, o paciente conseguiu colocar palavras que expressavam os seus ciúmes sexuais e sua profunda hostilidade diante de sua irmã e seu noivo. Outro caso é o seguinte: uma menina cantava canções populares com freqüência, até o momento em que percebeu que o terapeuta se orientava pela letra das suas canções para interpretar o que a paciente não expressava de maneira direta; então passou a cantarolar a melodia, sem pronunciar as palavras. Afortunadamente, o terapeuta estava em dia com o repertório popular e conhecia as letras das canções. Em certa ocasião (depois de uma conversa telefônica que o terapeuta manteve com uma irmã mais velha da paciente), a menina entrou no consultório cantarolando: "I'll never be jealous again" (Nunca mais terei ciúmes) e enfrentou finalmente os ciúmes e a hostilidade anteriormente negados. Hannett acrescenta que os exemplos citados apóiam as teses de que a melodia de um texto persistente é uma voz do pré-consciente e deve ser compreendida do mesmo modo que um fragmento sonhado, uma fantasia ou uma ação repetida. Tais fragmentos líricos têm por sua vez um significado evidente e um latente. O significado evidente ou manifesto reitera a posição defensiva na superfície; o significado latente, que se refere aos impulsos e desejos e às vezes à sua origem genética, se revela somente através da análise da lírica, como se fora um sonho.

Observou-se que a grande maioria dos fragmentos e frases líricas, uma vez analisados, ajudavam o paciente a entender o seu relacionamento com a mãe.

Tudo isso nos indica a importância que tem o material melódico que o indivíduo traz a uma sessão de Musicoterapia, assim como também o material criado ou recriado nessas circunstâncias. A pessoa logra recriar uma canção e modificar a letra da mesma. Nos grupos de Musicoterapia didática, a mesma equipe, através do emergente de um líder, traz canções que representam diretamente o interjogo dinâmico grupal em toda a sua vivência. Diríamos que em um contexto não-verbal, quando se chega a esse estado, os conteúdos manifestados são praticamente a expressão dos conteúdos latentes e, portanto, não é necessário interpretá-los, pois ali estão *in situ*. Basta tornar a relatá-los verbalmente, para que fiquem totalmente explicitados.

Isso é o que me tem feito observar que no trabalho dentro de um contexto não-verbal não aparecem os atos falhos. O que se consegue é a saída direta das energias, desde o inconsciente, sem necessidade de utilizar os mecanismos de defesa.

Temos realizado trabalhos sobre as canções que os pacientes costumam trazer para dentro de uma instituição.(8)

Observamos que, ante a repetição de determinadas circunstâncias vividas pelo paciente, tais como visitas familiares ou tentativas de fuga de um estabelecimento de internação, aparece a mesma canção, ou outra de contexto similar.

Concluindo, a história musical e sonora do indivíduo, lida a esta altura do processo do grupo de Musicoterapia didática, provoca um estado de aprofundamento e de reconhecimento entre os integrantes do grupo e com o par terapêutico. A partir dessa sessão se clareiam muito mais as expressões sonoras e se liberam as possibilidades de movimento e de contato.

Passarei a relatar uma décima quinta sessão de um grupo.

D. chega primeiro que todos e traz uns *boyos* (empadinhas doces) e um chocalho feito por sua filha (é uma garrafinha fechada e forrada, que no seu interior tem uns grãos de arroz).

No chão se encontravam uma flauta doce, uma flauta contralto, um reco-reco de Porto Rico, com buracos para serem apanhados (é a cabaça a qual me referi em um capítulo anterior, que foi utilizada como corno de shofar; por esta mesma razão foi colocado nesta sessão), um *picus*, espécie de *quena* indígena, e tubos ocos de metal forrado.

A musicoterapeuta apresenta como proposta a utilização do próprio corpo como instrumento.

Com esse tipo de instrumental e a proposta pretendia-se estimular a exteriorização dos sons interiores. Provocar a conscientização da voz interior, aquilo que está dentro dos brônquios, traquéia, pulmões, esôfago, estômago e liberar a voz. A voz, em forma de canto ou em forma de som, que brota desde o interior do corpo, transforma-se na parte primordial desses grupos, salvo naqueles que têm uma experiência anterior. A saída da voz assusta e significa um compromisso afetivo e regressivo importante dentro do grupo.

J.: tomou o *picus* e disse: Que lindo! (defesa intelectual típica que é a verbalização).

Esse tipo de defesa observa-se nas primeiras sessões, quando o grupo é submetido a partir do princípio a ordens muito regressivogenéticas. A defesa do grupo é perguntar verbalmente: Como é?, e pedir explicações mais claras sobre o que deve fazer ou não, ou referir verbalmente anedotas ou situações pessoais.

M.: tomou o reco-reco: E isto, como se toca?

D.: tomou a flauta doce.

S.: que terminava de comer um *boyo*, tomou dois tubos.

Ma.: tomou o reco-reco e começou a tocar.

Estas dificuldades que o grupo parece ter, apesar de ser uma sessão avançada do processo, devem-se ao tipo de objeto intermediário que se distribuiu. É um instrumento, o de sopro, que conecta rapidamente a relação materno-infantil.

A musicoterapeuta tomou um tubo e começou a vozear através do mesmo, com o objetivo de estimular. O significado desta proposta não-verbal (que reforça a que ela mesmo deu verbalmente) é mostrar-lhes a possibilidade de usar o objeto intermediário, não como um instrumento musical, mas como um verdadeiro prolongamento do corpo, que amplifica a própria expressão corporal.

J. e D.: fazem soar a flauta e o *picus* reiteradamente, sem medida.

Ninguém até esse momento usa a voz nem o corpo.

De repente, S. apanha a flauta contralto, que é muito mais *longa* que a doce, e passa a usá-la como bastão, movimentando-se pelo salão como se fosse uma pessoa coxa. Utilizou o instrumento como se fosse uma terceira perna.

S. e M.: começam a brincar com as flautas. Observamos a formação de pares dentro do grupo; é uma primeira manifestação de ruptura do isolamento.

J.: continua isolado, ensimesmado com o *picus*.

A musicoterapeuta se une ao par S. e M. e intervém no jogo de rodarem as flautas um para o outro.

Decorridos 15 minutos, ouve-se a voz de M. como que cantarolando, apoiada pela musicoterapeuta. S. troca a flauta contralto por um tubo (isto é, simplifica o objeto intermediário para utilizá-lo com maior facilidade para a expressão do corpo). Isto, tecnicamente, deve-se ter em conta, pois quanto mais simples é o objeto intermediário, mais facilmente se favorece a sensação de prolongamento do corpo.

Musicoterapeuta: bate palmas (esta é outra proposta não-verbal, que leva a deixar o objeto intermediário para passar à pura exteriorização do corpo como instrumento). Ma.: abraça o reco-reco (recordemos que é uma enorme cabaça que pode muito bem dar a sensação simbólica de um seio) e fica imobilizada, presa ao instrumento.

S.: começa a sapatear com o tal tubo, quer variar de posição de fogueira e abandona a posição sentada. Sa. a imita e também sapateia; J., deixando o *picus*, bate palmas

É evidente que a proposta, tanto instrumental como verbal, está tendo êxito, pois produziu uma importante mobilização, desde a rigidez do grupo.

A musicoterapeuta concorda em sapatear. A atitude da musicoterapeuta nessa sessão é reforçar toda a exteriorização. S. toma os almofadões e os atira a J., começando um jogo infantil. D. toma a flauta e o chocalho que trouxe. J. percute os tubos sobre o chão. S. também percute o almofadão como se fosse o tambor de uma banda, seguindo o ritmo do grupo, S., com a sua aliança, percute sobre o chão. Todos estão unidos com a percussão e o ritmo que vibra por todos os lados.

Formam-se grupos de três e de quatro. J.: começa a emitir a voz em forma de Oh! Oh!, mas não se atreve totalmente e ri. S.: começa a cantar "Granada", canção espanhola, com grande entusiasmo. J.: ri também com entusiasmo. Si.: choraminga. Musicoterapeuta: emite gritos para acentuar as diferentes expressões que se sucedem. Ma.: suspira agarrada ao reco-reco e senta-se, tomando uma atitude de quem reza.

Si.: tenta levantar Ma. Musicoterapeuta e S. se dão palmadas nas nádegas humoristicamente. D.: dá palmadas e ensaia movimentos corporais. Ma.: continua séria e faz pequenos ritmos com o reco-reco.

Musicoterapeuta: emite vozes. Ma.: tapa a boca com uma das mãos.

J.: começa a cantar a serenata noturna de Mozart, colocando-se no meio, como que marchando, e torna a rir. Ma.: olha e morde os lábios.

J.: continua os seus cantos, que modifica e canta mama... mama... mama... mama... e logo canta lalala... lalala... lalala... lalala... Si.: aproxima-se de Ma. e faz um gesto como se lhe entregasse uma rosa.

Musicoterapeuta: se acerca de Ma. e procura levantá-la, mas é mal recebida (aqui se observa como a musicoterapeuta penetrou demasiadamente no jogo grupal e começa a atuar além do seu papel definido).

D.: tira o reco-reco de Ma. e procura vibrar a voz através dos buracos do instrumento.

J.: no seu contínuo cantarolar, agora emite tatata... tatata... tatata... e o transformou na melodia da "Quinta Sinfonia" de Beethoven, tatata... tatata... tatata... Si.: bate no chão, e logo toma a flauta e começa a tocar; não consegue concentrar-se e caminha de um lado para o outro como que dispersa.

Sa.: imita o riso de J. e canta "Ride Pagliachi". D., enquanto isto mete-se dentro do reco-reco, muito ensimesmada. (Neste momento observamos como o objeto intermediário pode, por si só, estimular até uma situação de introversão ou regressiva, pois conecta o indivíduo com situações primitivas muito sensíveis.) Embora este instrumento tenha sido escolhido por diferentes indivíduos, em todos tem provocado atitudes de retrocesso a situações infantis, tais como: o seio materno, a recordação da inflexão da voz do pai, ou ainda como objeto fálico etc. J.: continua sua extraordinária expressão e começa a cantar um fragmento da "Inacabada", de Schubert, logo passando à "Marcha Nupcial". Diante desta última, Si. toma o braço de J., imitando o gesto dos noivos que entram na igreja e, com passo firme, caminham pelo chão.

Ma.: consegue bater palmas sobre a sua boca. D.: continua fascinada pelo reco-reco.

Estamos com vinte e cinco minutos de sessão. Si.: tampa o nariz com as mãos e faz uma imitação de sax tocando *jazz*.

Grande movimentação de todo o grupo. J.: imita um canário. A musicoterapeuta se associa a ele e imita outros pássaros. J.: canta "La Donna in Movile", ri e começa a assobiar. A maioria começa a assobiar e J. se aproxima de Ma. e a convida a levantar-se, o que consegue, e começa a cantar uma valsa. E dança com ela. Dançam e dançam e parecem esgotar-se rapidamente. J.: insiste e tira a bailarina de Si. Ma.: fica na posição de pé. D.: deixa o reco-reco estimulada pela valsa e, improvisando outra valsa, começa a bailar com Sa. Si.: anda de um lado para o outro, com um gesto de levar uma rosa, que entrega ao observador.

A valsa vai unindo a todos, até que se forma uma espécie de ciranda de roda, na qual todos estão unidos, participando. Vive-se o clímax da sessão e chegamos aos trinta minutos.

J.: suspira fortemente, e todos, imediatamente, começaram a aplaudir. J. torna a cantar: Aho! Aho! Aho! Aho! Aho! Aho!, com ritmo. Sem mover o seu corpo bate palmas e põe a língua para fora.

J., cantando uma melodia espanhola, diz: Que calor que está fazendo!

Sa.: acompanha-o saltando e batendo palmas, e surge uma tarantela em que todos saltam e dançam. Voltam a aplaudir e J., cantando uma melodia diz: Hora do café, café, hora do café, café, hora do café, café. E o grupo termina de forma espontânea.

Serve-se um café enquanto cada um se acomoda em diferentes locais, formando um círculo, e cada um foi comentando o que tinha vivido e o que tinha fantasiado.

Por exemplo, D. diz: Hoje perdi energias durante todo o dia com as minhas atividades, mas venho aqui e recebo energias não sei de onde. No princípio parece que cada um está envolvido consigo mesmo, mas em seguida olho para os demais e logo começo a dançar e eu gosto.

J.: Estava desorientado com tantos instrumentos, mas logo me descontraí.

Ma.: Não sabia precisar tudo o que lhe estava acontecendo, mas no íntimo sentia que estava compartilhando com todos os demais. Gostou que J. a tivesse tirado para dançar.

Si.: Vinha muito mal por todo o dia. Tenho um círculo tão grande, quero dar e dar e me sinto tão só, embora não esteja.

Assim se sucediam os comentários desse tipo.

As conclusões do observador foram destinadas a explicitar tudo quanto havia ocorrido durante os quarenta minutos de sessão.

Procura utilizar um emergente do grupo para simbolizar diferentes dificuldades que atravessa. Por exemplo: Si. tenta relacionar-se com todos, mas só consegue pouca abertura com cada um. Isto é, o vínculo é muito pequeno, como que em pequenos fragmentos. O grupo se desenvolve nesse momento da sua história, através de pequenos momentos vinculares, e logo se intercalam momentos de isolamento. O objetivo é buscar vínculos cada vez mais estáveis e duradouros.

Processo Global de Vínculo Estável

J. também foi um emergente dessa característica grupal. Consegue um nível expressivo, mas dura poucos minutos; é logo interrompido por uma risada ou por outra expressão; é como se tudo ficasse pela metade do caminho. Também se vê nele a passagem desde o ISO Cultural ao ISO Gestáltico — os medos de expressão, do amor ao ódio, da agressão à carícia.

A valsa, como elemento do ISO Cultural dentro de uma universalidade ocidental, logrou a união através do jogo infantil da ciranda de roda, contribuindo para que surgisse o momento mais integrativo, que permitiu sobretudo a exteriorização do movimento corporal.

Esta sessão nos permite mostrar tecnicamente como um mesmo objeto intermediário é usado de diferentes maneiras, apesar de estar construído aparentemente para ser usado de uma maneira determinada. A flauta como bastão. O reco-reco como a flauta. Os tubos como percussores etc.

Por outro lado, também se observa que no desenvolvimento paulatino de um processo de Musicoterapia didática os instrumentos vão desaparecendo à medida que o grupo aprende a ir do regressivo ao prospectivo e vice-versa.

As sessões se sucedem deixando de lado o instrumental, pois o corpo vai se soltando cada vez mais, e cada integrante compreende e vivencia que o seu corpo tem todos os instrumentos musicais introjetados.

A musicoterapeuta, em sua leitura sonoro-musical pode tirar conclusões, que logo serão demonstradas ao escutar as gravações. Por exemplo: os ritmos ternários favorecem o balanceio, enquanto que os binários favorecem as expressões tribais do grupo.

As canções com a escala pentafônica aparecem desde o ISO Universal. Em compensação, as tonalidades que se alternam, desde os tons maiores até os menores e vice-versa, aparecem desde os ISOS Culturais, assim como também todas as músicas chamadas repousantes ou excitantes.

Todas as gamas de melodias que foram trazidas por J. no transcurso da sessão pertenciam a um ISO Cultural que estava muito arraigado nele, por ser músico. À medida que o processo foi-se aprofundando, J. deixou de trazer essas melodias, para tornar a sua voz cada vez mais como o baixo contínuo, que prosseguiu liderando o grupo, mas em níveis de regressão.

Há momentos, nas sessões, em que se produzem desencadeamentos de conflitos ou de núcleos inconscientes muito intensos ou de estados profundos. Nesses momentos o musicoterapeuta procura a sua própria atuação.

O seu papel é tirar o grupo desse estado ou deixar que o mesmo se desenvolva com todas as suas conseqüências dentro do contexto não-verbal. Esperar que o grupo encontre sua própria forma de sair até o prospectivo.

A experiência nos mostra que, à medida que o musicoterapeuta consegue diminuir a sua própria ansiedade diante do regressivo, o grupo se sente suficientemente contido para buscar, entre todos, uma saída.

Se isto não ocorre, o musicoterapeuta tem a alternativa de acoplar-se ao ISO Gestáltico de um dos integrantes e, a partir daí, tomar o caminho do ISO Cultural.

Nem sempre isto dá resultado. Muitas vezes nos encontramos com um integrante que lidera o caminho até o regressivo, enquanto que o resto do grupo procura manter-se no nível do ISO Cultural. O indivíduo em regressão costuma recusar as técnicas que possa utilizar o musicoterapeuta para lhe dar uma saída para o prospectivo. Por exemplo: o musicoterapeuta pode tomar um violão e se pôr a tocar uma melodia conhecida e, rapidamente, todos se unirem a ele, mas o sabor que ficará será de frustração, pois foi uma negação do momento que se vivia.

Repassemos a totalidade de um processo em um grupo de Musicoterapia didática.

Descrevemos a primeira sessão e a décima quinta. Merecem especial atenção as três últimas sessões. Primeiro, porque são importantes as propostas que se transmitem e os objetivos que se desejem alcançar.

Dado que são sessões de finalização, tratamos de verbalizar os acontecimentos vividos. Por isso, na antepenúltima sessão pedimos que tragam todas as canções (com ou sem letra) que possam recordar, desde a sua mais tenra infância. Na penúltima, procuram-se escutar os fragmentos de todas as sessões gravadas, que são: a primeira, correspondente à metade do processo e a última. Nesta última, verbalizam-se durante as três horas todos os fenômenos ocorridos e vividos durante o processo.

Esse material destina-se a descobrir as mudanças sofridas desde a primeira sessão até aquele momento.

Na sexta sessão, estimula-se a inclusão da voz, introduzindo-se como objeto intermediário o violão. Este instrumento favorece o aparecimento da voz, que geralmente é mais temida em um contexto não-verbal do que outras sonoridades. Nessa sessão houve uma maior permissibilidade de intercâmbio de instrumentos. Um dos integrantes trouxe um instrumento fabricado na sua casa, com a tampa de papel alumínio das bandejas próprias para esquentar no forno massas e outros alimentos comprados. Ao mover tal tampa, como se fora a asa de um pássaro, ouve-se um som muito peculiar. Pensando nas lasanhas ao forno, que tampava o referido papel aluminizado, denominou-o de "lasanhofono". Outro aspecto oral desse contexto não-verbal: a inclusão do violão também permitiu a formação de pares, através do aparecimento do reconhecimento intelectual de melodias, que diminuíram as ansiedades depressivas temidas.

À medida que o processo continua, intercalam-se sessões sem propostas verbais, como por exemplo: no começo de uma delas, o musicoterapeuta começa percutindo os toc-toc-toc ou pauzinhos, iniciando um diálogo sonoro rítmico com um dos integrantes. Essa sessão levou a uma maior aglutinação do grupo. Houve um rico intercâmbio instrumental entre uns e outros, permitindo experimentar, com maior desenvoltura, as riquezas do objeto intermediário.

A voz aparece com maior intensidade e movimento, aparecem os tercetos grupais, produzem-se sensações de aquecimento, alguns tiram os pulôveres, outros ficam afônicos, mas finalmente o comen-

134

tário é o de sentir uma descarga gratificante, de balançar o corpo e de não temer de ir do prospectivo ao regressivo.

Na sessão seguinte a proposta foi a de aproximar-se de um instrumento e expressar sentimentos bloqueados, primeiro sob a forma individual e logo sob forma grupal. Um dos integrantes trouxe o típico instrumento *peine*.* É nesta sessão, que já descrevemos no capítulo dedicado ao instrumental, que se reconhece o reco-reco fabricado de uma cabaça com dois buracos. Isto permitiu utilizá-lo, não como raspador, mas como sonador da própria voz. O som resultante foi muito profundo, como algo que vem desde o gutural.

Um deles o sentiu parecido com o "shofar".

A cuíca, tambor de fricção que tem um pauzinho de madeira, que se esfrega ajustado à pele (também já o mencionamos), foi utilizada esta vez para esconder o rosto dentro do buraco entre a caixa e a membrana e emitir sons com a boca. Estes sons ressoavam na membrana, produzindo um som de lamento profundo. Observamos que os comentários seguidos a esta sessão dependiam do próprio ISO Gestáltico de cada integrante, já que um mesmo som produzia um disparo diferente dentro do inconsciente.

J. disse que o som que emitiu no reco-reco, como se fora um corne, o fez relembrar o shofar e as suas idas ao templo, com seu pai, quando era pequeno. Recordou que o ritual do shofar era que o som afugentava os maus espíritos ou os espíritos dos mortos. Também recordou que os velhos do templo se cobriam com os *tales*, para não ver os mortos.

Seu pai lhe contava que o shofar se tocava para avisar de uma tribo a outra o final do *Ion Kipur*, o dia do perdão na religião judaica, ou seja, que servia como instrumento de comunicação e de chamada. Em compensação Jo. sentiu certo mal-estar e lhe desagradou o clima melancólico e místico que imperava.

Ma. sentiu-se muito bem e disse que ela não percebeu os sons que afugentavam maus espíritos; pelo contrário, ela sentiu que os sons lhe fizeram entrar na selva, buscar os espíritos e comunicar-se; pode penetrar no melancólico. So. fantasiou que era uma campesina, orando e fazendo eco. Foi interessante nessa sessão observar a leitura melódica, pois a seqüência foi: primeiro uma *vidalita*,** logo uma música *coya*,*** a seguir um ritmo de malambo e, finalmente, uma melodia oriental. Apesar de que sentiu-se claramente o impacto do ISO Cultural no folclore do Norte argentino, o folclore do indígena

---

    *   *Peine* = pente. (N.T.)
    **   *Vidalita* = música típica argentina. (N.T.)
  *** *Coya* = típicos indígenas do Norte da Argentina. (N.T.)

autóctone e logo o ritmo que aparece no gaúcho, também autóctone, mas aparentado com o índio, sem dúvida a melodia oriental aparece sem solução de continuidade, como se fora algo lógico dentro do desenvolvimento temático. Estávamos fazendo impacto no ISO Universal, desenvolvendo o complexo melódico dentro da escala pentafônica.

É após essa sessão que aparece a descrita anteriormente, quando somente se colocam os instrumentos de sopro e onde se consegue verificar a impossibilidade do grupo de aceitar uma comunicação estável e contínua.

Na sessão seguinte foi apresentada uma proposta diretiva única, que foi a de somente cantar os nomes de cada um dos integrantes. Sabemos que o nome próprio de cada um é um dos estímulos mais impactantes para o inconsciente. É um dos poucos estímulos capazes de produzir ondas no eletroencefalograma de indivíduos injetados com pentotal, em casos de anestesia profunda. Esta sessão transcorreu com dificuldades. Parecia não se escutarem uns aos outros. Não se respeitaram as propostas. A sensação contratransferencial do musicoterapeuta foi de intensa frustração.

Aqui devemos fazer uma pequena pausa para focalizar esta sensação do terapeuta, pois traduz um emergente do processo. É possível que seja este o momento mais crítico da situação terapêutica. Como se traduz dentro do musicoterapeuta esta sensação de frustração? O musicoterapeuta pensa: A) Este grupo já rendeu tudo o que era possível. B) Não tem mais recursos. C) Vão repetir sempre a mesma coisa, nos decepcionar e desistir. D) Será necessário ensinar-lhes algo novo para que possam dar mais de si mesmos. E) Traremos algum novo instrumento, mais exótico ou mais sofisticado. É precisamente a luta contra esses fenômenos de frustração que produz o primeiro grande efeito terapêutico. Este é o momento em que nos enfrentamos com os bloqueios afetivos e culturais do grupo e também do musicoterapeuta, que impedem a possibilidade de criar, de recriar, de reconhecer-se a si mesmo e aos demais, de improvisar, de tirar de dentro de si mesmo toda a infinita riqueza que cada um possui.

É aqui que se começa a pesar a habilidade do musicoterapeuta em suas expressões verbais sobre esse fenômeno.

É assim que a estratégia, a partir desta sessão, é trabalhar o corpo como uma totalidade expressiva, sem necessidade do instrumento como objeto intermediário. Darei uma descrição das propostas que se seguiram a essa sessão.

Cada proposta pertence como único disparador de cada sessão.

136

A) Anotar o material da sessão anterior e procurar transmiti-lo a um dos integrantes que tenha faltado.

B) Deixar-se no chão unicamente o reco-reco e uma baqueta, sem propostas verbais.

C) Deixar-se no chão a cuíca, com uma camurça para esfregar o pauzinho, sem proposta verbal.

D) Semi-obscuridade, sem nenhum instrumento e sem proposta verbal.

E) Semi-obscuridade e todos os instrumentos, sem proposta verbal.

F) Sem proposta verbal; mas o musicoterapeuta executaria um obstinado no bumbo durante toda a sessão, sem interrupção. O obstinado em compasso binário com mínimas variações.

G) Compartilhar-se o bumbo com todos os integrantes, isto é, procura-se convertê-lo em um grande objeto integrador. Para isto, deve ser colocado no meio do salão com um número de baquetas igual ao número dos integrantes.

H) A partir dessa sessão e, considerando que o crescimento de cada um dos integrantes dentro do contexto não-verbal era suficientemente vivenciado e experimentado, foi dada a proposta para que cada um dos integrantes fizesse as suas próprias propostas nas próximas sessões. Ficou também determinada uma sessão particular para cada integrante do grupo.

Exemplos de algumas das propostas dos integrantes:

1) Sem instrumentos, luz apagada, verbalizando desde a imagem interna que lhes apareça, produzindo os sons como para que cada imagem tenha o seu som, como se fosse um filme que lhes provenha dos sons, expressando-os. Pode-se misturar o filme de um com o outro. Surgido o som que evoque a imagem, logo vão se desenvolvendo.

2) Apagamos as luzes: entrar em confusão, conseguir a paz e conhecer a liberdade como é, com o que temos.

3) Bumbo com sete baquetas, luz acesa, expressarmos o estado particular de cada um, a partir do estímulo que brota.

4) Trazer globos verdes, fitas de papel crepe alaranjada, papel celofane. Verbalizar a partir dos sons que se possam realizar com o corpo ou com os objetos, expressar-se.

5) Tudo escuro. Tomarem-se as mãos.

6) Finalmente, para as últimas sessões, pediu-se a execução espontânea de propostas por parte do grupo, como uma totalidade.

137

Esta última proposta nos pareceu a mais interessante, pois permitiria ao grupo desenvolver-plenamente seu ISO Grupal.

Recomendo este tipo de proposta quase desde o princípio em grupos de profissionais, pois desta forma se vivencia com maior certeza todas as problemáticas com o contexto não-verbal. Isso impede o enquistamento de estruturas rígidas ou estereotipadas.

A ordem do bumbo em forma de obstinato, com ritmo binário e ternário, foi uma das sessões mais gratificantes para os integrantes.

O fenômeno regressivo, que foi desaparecendo, teve como característica precisamente o fator de expressão livre e gratificante e não de angústia e bloqueio.

Como disse anteriormente, na penúltima sessão tornou-se a gravar, e as outras gravações foram ouvidas. Na última sessão verbalizaram-se as experiências e se refletiu desde os diferentes enquadres teóricos profissionais sobre a possível leitura, entendimento dos fenômenos vividos até as técnicas propostas.

Logo se estudam detalhadamente as gravações efetuadas, pois pode haver uma devolução deste estudo mais adiante sobre a evolução da linguagem não-verbal e pré-verbal utilizada pelo grupo.

Pode-se detectar, na evolução da linguagem sonoro-grupal, expressões características de cada um dos integrantes. Estas expressões e/ou células rítmicas e/ou melódicas foram modificadas, enriqueceram-se na experiência, mas se mantiveram na sua característica inicial (ISO Gestáltico). Foi um caminho do estereotipado ao criativo.

O grupo desenvolveu uma linguagem a partir do *feedback* entre os diferentes membros, e sobre todo o resultado novo para os integrantes, a sensação de uma grande união, de fusão grupal alcançada nos momentos em que se elegeram como formas de expressão os sons prolongados, envolventes.

Estes sons foram acompanhados por uma atitude corporal de mútuo cuidado, aproximação do outro, produzindo uma diminuição das defesas egóicas e aparecendo o ISO Grupal.

Como uma necessidade de reencontrar-se, aparecem as expressões que sugerem uma necessidade de individualização; entre estas estão as pré-verbais cantadas.

Nessa experiência de Musicoterapia didática, marca-se claramente o perfil do musicoterapeuta. Sua atuação implica uma comunicação fundamental não-verbal e pré-verbal sonoro-musical com os membros do grupo de Musicoterapia didática. Implica também estar comprometido com a tarefa a partir do vivencial. Podemos falar então da necessidade de uma dissociação instrumental musicoterápica que lhe permita penetrar no clima e que ao mesmo tempo, instrumentando um material não-verbal e pré-verbal sonoro-musical e de movimento, possa permitir um crescimento interior. Levando em conta as características sonoro-musicais dos integrantes, a história sonoro-musical de cada um e a forma de comportamento no grupo, pode-se detectar dificuldades, bloqueios, medos, assim como um enorme desejo de aproximar-se aspectos mais criativos.

Não só nos referimos neste caso à linguagem sonoro-musical, mas a uma resposta geral à vida.

Considero que o contatar-se e reconhecer os aspectos profundos do ISO Gestáltico permitiu a cada integrante sonorizar de uma forma própria uma determinada emoção.

Para estabelecer conclusões sobre essa experiência dizemos que esse tipo de trabalho demonstra que não podemos falar de Musicoterapia, a não ser em função de um processo de tempo. Não se concebe um trabalho não-verbal em um contexto terapêutico que dure uma sessão. Só que se podem produzir mudanças através do desenvolvimento temporal. É um processo histórico do grupo o que se modifica.

Das distintas leituras que se podem realizar nesse tipo de grupo (leitura sonora, leitura do conteúdo latente e leitura do conteúdo manifesto) podemos deduzir as seguintes observações:

A) Um aspecto do desenvolvimento evolutivo-maturativo da expressão do grupo é que os cortes bruscos das improvisações foram substituídos por situações de transição, como ponte entre dois temas; começou a existir a continuidade.

B) Os fenômenos visuais intergrupais tiveram três momentos evolutivos:

   B1) etapa de imitação, com um constante controle visual do outro;

   B2) etapa de auto-reconhecimento no plano sonoro-musical e do movimento. Os olhos permanecem fechados espontaneamente;

   B3) etapa de integração. Abrem-se os olhos, mas com um desejo de aproximação do outro, coincidindo com a maior fluidez na improvisação, assim como também uma linguagem musical grupal (simbiose, imitação, maturação).

C) Desde o começo pode-se detectar um ritmo básico que marcou as características desse grupo, que se ampliaram de forma progressiva.

D) Houve notórias mudanças de conduta e de linguagem corporal em cada um dos integrantes.

E) Surge um novo contato com os instrumentos musicais, naqueles integrantes que tocavam instrumentos.

F) Como forma de crescimento, observou-se a diminuição dos fenômenos competitivos, permissibilidade do aparecimento de solistas, escutar-se, desaparecimento de mudanças bruscas, compromisso sonoro contínuo.

G) As distintas formas de expressão grupal cresceram de uma manifestação sonoro-musical-corporal de percussão até o livre manejo da voz. Desde a linguagem utilizada, apareceram materiais sonoros que nos sugeriram o canto eclesiástico medieval, as escalas tradicionais de linguagem musical ocidental, menor e maior, incluindo a menor antiga, a pentafônica, modo frígido e a busca da simultaneidade sonora, utilizando consonâncias harmônicas.

H) Uma linguagem tímida e muitas vezes estereotipada converteu-se em um meio de comunicação criativa.

I) Um dos descobrimentos mais críticos dessa experiência é reconhecer que à medida que transcorria o processo, cada vez que se necessitava menos verbalizar os fenômenos ocorridos. Era suficiente o que se vivenciava no contexto não-verbal para conscientizar a dinâmica. Considero que a palavra seria simplesmente uma defesa para não se conectar diretamente com as emoções e com este processo de comunicação. Isto me levou a sugerir um segundo nível de experiência, onde desaparecem as propostas verbais e os comentários posteriores. Chegaríamos assim à verdadeira Musicoterapia.

Todo enfoque teórico deve ser avaliado por uma aplicação prática. Por esse motivo, convidei Gabriela F. Wagner, musicoterapeuta, para fazer um capítulo sobre o seu trabalho com pacientes afásicos.

Isto permite ver, seguindo o enquadre teórico formulado, uma aplicação em pacientes que devem forçosamente desenvolver suas possibilidades de comunicação dentro do contexto não-verbal.

CAPÍTULO V

"A Avaliação Neurosonora-Musical e o Tratamento Musicoterapêutico do Afásico"

CONTRIBUIÇÃO PARA UMA NEUROSONOROLOGIA MUSICAL

Gabriela Wagner *

I. DEFINIÇÃO DA MUSICOTERAPIA COMO MÉTODO DE INVESTIGAÇÃO DE DIAGNÓSTICO E DE TRATAMENTO

"A Musicoterapia é uma especialização científica que se ocupa do estudo e investigação do complexo som-ser humano, seja o som musical ou não, inclinada a buscar os elementos, diagnósticos e os métodos terapêuticos do mesmo" (Benenzon, 1972).(34, 26)

Partindo da presente definição podemos deduzir que a Musicoterapia, tal como se concebe hoje, tem alcances que vão muito mais além do que a mesma palavra indica.

A partir do ponto de vista dinâmico, o mesmo autor a define da seguinte maneira: "A Musicoterapia é uma técnica de comunicação que utiliza o som, a música e o movimento como objetos intermediários, e que esses elementos pré-verbais e não-verbais permitem retroagir a comunicação a estados muito regressivos, o que nos faculta reelaborar uma aprendizagem do paciente" (Benenzon, 1976).(26, 8)

O termo Musicoterapia serve para fazer referência, de forma simultânea, a campos de indagação relacionados entre si. Por um lado faz referência a uma ciência cujo objeto de estudo é o complexo som-ser humano, assim como a busca de elementos, diagnósticos e métodos terapêuticos derivados; por outro lado, o mesmo termo é utilizado para definir um método terapêutico específico, que tende

---

* Diretora do curso de Musicoterapia da Faculdade de Medicina, Universidade de Salvador, Buenos Aires, Argentina.

a modificar a estrutura da personalidade humana e a superar sintomas patológicos.

A Musicoterapia nutre-se de diferentes ciências específicas, que têm como objeto de estudo o ser humano enfocado sob diferentes campos delimitados, como por exemplo: a psicologia, antropologia, psicologia evolutiva, psicanálise, biologia, neurologia etc. Por outro lado, temos as ciências que têm como objeto de estudo o fenômeno sonoro-musical, incluindo como tal suas fontes produtoras de som, os meios excitantes, os modos de ação, as características da sua projeção temporal, suas possíveis maneiras de formalização etc.

É importante recordar que, no mesmo momento em que o ser humano organiza o seu discurso corpóreo-sonoro-musical, utiliza intencionalmente, em maior ou menor medida, critérios desde a estética, ou seja, critérios artísticos que, como tais, podem ser por sua vez estudados.

Em outras palavras, a partir desse aspecto, o termo Musicoterapia faz referência à possível aplicação dos descobrimentos feitos através do estudo do complexo som-ser humano, tanto da expressão quanto da possibilidade da sua percepção.

Desde a sua primeira utilização no campo específico da psiquiatria, recalcam-se os valores inapreciáveis da Musicoterapia como técnica de comunicação. É importante observar que entendemos que, se bem que a comunicação do afásico esteja alterada, às vezes de forma muito importante, seu retraimento ou o seu isolamento não é o do psicótico. O paciente afásico inclui e deve incluir os elementos pré-verbais e não-verbais de referência como um elemento a mais, que enriquece a sua comunicação.

Em nossa experiência como musicoterapeutas, temos observado que os elementos sonoro-musicais que surgem ao longo de um processo terapêutico estão relacionados, uns com aqueles aspectos que nos permitiriam levar em conta a hipótese da existência de constantes sonoras, devidas à evolução ontogenética do ser humano, e outros que surgem da variedade de expressões sonoras, resultantes dos distintos grupos socioculturais.

A partir da primeira hipótese, trabalha-se toda a expressão sonora vocal do paciente, como um canal de comunicação, não o único, parte de um todo, desse todo que é o ser humano. Trata-se não só de recuperar, mas de ampliar a gama de possibilidades por meio da criatividade.

É importante nos determos na utilização dos instrumentos musicais na sessão de Musicoterapia. Também a partir da primeira hipótese inclui-se o material de percussão elementar, assim como alguns instrumentos de origem folclórica.

Os instrumentos de referência podem ser adaptados aos problemas físicos, que podem acompanhar um quadro de afasia; por outro lado, ao não necessitar um aprendizado formal, oferecem uma gratificação imediata. Deste outro ângulo, sua inclusão nos permite estimular a obtenção dos objetivos terapêuticos relacionados com um melhor equilíbrio psicomotor, assim como muitos dos aspectos analógicos da relação com o outro, como por exemplo: funções e vínculos traduzidos em diálogos sonoros, formas especiais de não-comunicação, como é o isolamento, aspectos de conexão com a realidade, como é o perceber um estímulo e responder a ele de forma pertinente.

Por meio da improvisação com esses elementos, que consideramos inerentes à evolução do ser humano, o paciente pode experimentar novas respostas dentro de um marco de confiança e de segurança.

Por outro lado, é evidente que a atividade musical tem conotações socioculturais que favorecem a tarefa do musicoterapeuta. A esses aspectos nos referimos quando falamos das variedades de expressão sonora, resultantes dos distintos grupos socioculturais.

A literatura especializada referente à utilização dos elementos sonoro-musicais em afásicos está se iniciando; sem dúvida, há bibliografia interessante relacionada com a sua utilização como meio de comunicação, como recurso para aumentar a linguagem intencional, como exercício especial para o melhoramento da fala de forma indireta e, por último, como uma descarga emocional e um meio de experimentar relações afetivas com o outro.

Concebemos o ISO Individual como uma forma particular de expressão e de receptividade corpóreo-sonoro-musical. "A individuação é o processo de constituição e particularização da essência individual!... Um processo de diferenciação que tem por objeto o desenvolvimento da personalidade" (Jung, 1948). (31)

Por isso, falaremos de processos, de pessoas. Não podemos escrever a respeito da afasia, da amusia etc., senão das pessoas que padecem transtornos da comunicação verbal, musical etc.

Prosseguindo, nos propomos a aproximar o leitor da problemática da expressão e da percepção sonoro-musical, tratando, desta forma, de contribuir para com o estudo científico da Musicoterapia. O estudo desta seqüela, que causa transtornos na comunicação verbal, abre portas para uma melhor compreensão dos aspectos teóricos, privilegiando o enquadre não-verbal.

II. CONSIDERAÇÕES GERAIS COMO INTRODUÇÃO AO CONHECIMENTO DA SINTOMATOLOGIA

A pessoa afásica e sua família se aproximam dos centros de reabilitação depois de um episódio que, sem dúvida, os tenha abalado. A afasia é uma possível seqüela de processos inflamatórios, neoplásticos, traumáticos e tóxicos, que afetam áreas corticais e subcorticais do hemisfério dominante, relacionadas com as funções lingüísticas. Aparece como uma irrupção que, de alguma forma, interrompe a sensação de unidade existencial e de continuidade da pessoa que padece desse mal e dos que o rodeiam.

As primeiras consultas podem ser feitas durante o período agudo. O processo de reabilitação começará depois, o mais cedo possível. Como já foi assinalado anteriormente, é um sistema familiar que necessita reencontrar-se, adequar-se e descobrir novos recursos durante o processo de reabilitação.

Um centro moderno deverá considerar não só os aspectos de treinamento e reeducação individuais, como poder acompanhar o paciente e o seu grupo familiar.

A afasia se manifesta principalmente em transtornos da expressão e da recepção do código simbólico e da linguagem falada ou escrita.

Sem dúvida, desde a prática clínica, sabemos que a afasia pura é pouco freqüente. De acordo com a localização e extensão da lesão, podem haver ainda transtornos nas atividades cognitivas, na expressão gestual intencional, nas atividades da vida diária, como o vestir-se, por exemplo, alterações da senso-percepção, dificuldades na mobilidade dos membros inferiores e superiores, labilidade emocional etc.

Essa sintomatologia neurológica se apresenta em uma pessoa com características individuais próprias. Uma abordagem terapêutica mais tradicional centraliza-se fundamentalmente no tratamento dos sintomas. Sua função é muito importante. Sem dúvida, a partir de uma concepção dinâmica da personalidade, é imprescindível ter presente que este outro é um "eu".

Não há individualização sem simbiose. Aprende-se a ser um "eu". Este processo de auto-reconhecimento, de individualização, tem um ponto de partida eminentemente corporal.

A partir do ponto de vista da psicologia do desenvolvimento, a aquisição da palavra revela um marco fundamental. É impossível negar a influência dos transtornos na comunicação verbal, no aparelho psíquico. Também nos ocorre a pergunta de como as alterações do esquema corporal causadas pelas diferentes lesões o modificam. Por último, quais seriam as possíveis abordagens, através da Musicoterapia, que favoreceriam a pessoa afásica como uma totalidade.

O musicoterapeuta utiliza a linguagem corpóreo-sonoro-musical nos processos terapêuticos. A criatividade do "aqui e agora" da sessão de Musicoterapia envolve o ser humano como um todo nesse espaço corpóreo-sonoro-musical compartilhado. Ao mesmo tempo que oferece oportunidade para o exercício de aspectos específicos relacionados com a linguagem verbal e não-verbal, tal como veremos mais adiante; permite situações constantes de auto-reconhecimento e de "se dar conta".

A. A Afasia, o Papel da Dominância Hemisférica do Cérebro Definição e Aproximação das Dificuldades que Acarreta na Comunicação Verbal e Escrita

Como introdução ao tema para o musicoterapeuta não especializado, faremos uma breve referência a alguns enfoques para descrever o fenômeno da comunicação verbal da pessoa afásica adulta, tanto o expressivo como o receptivo. A afasia apresenta-se com características diferentes na criança. Nos referiremos a isto mais adiante.

É bem sabido que no homem, os hemisférios cerebrais têm funções muito diferentes. Recordemos que, na maioria das pessoas, o hemisfério esquerdo tem um papel preponderante na linguagem. O hemisfério direito tem também funções especializadas, mas o interesse por elas é relativamente recente. John C. Eccles (32) resume as investigações feitas nesse sentido por Levy-Agresti e Sperry (1969), Bogan (1969), Levy (1973), Sperry (1974) e outros, em pacientes adultos com comisurotonia da seguinte forma:

Hemisfério dominante	Hemisfério menor
Conexão com a consciência	Não há tal conexão
Verbal	Quase não-verbal
Descrição lingüística	Musical
Ideativo	Sentido pictórico e de formas
Semelhanças conceituais	Semelhanças visuais
Análise ao longo do tempo	Síntese ao longo do tempo
Análise de detalhe	Holístico — Imagens
Aritmético e computador	Geométrico e espacial

Há provas de que essa predisposição para a separação de funções de ambos os hemisférios está codificada geneticamente. Na maioria dos bebês, essas instruções genéticas determinam a utilização do hemisfério esquerdo. Em 1967, as pesquisas de D. Kimura, com base na escuta dicótica em crianças, sugere que na idade de 4 a 5 anos a predominância do hemisfério esquerdo está estabelecida.(33)

Os estudos de Milner, Sperry e Teuber (36) em crianças, que sofreram lesões limitadas a amplas áreas do hemisfério esquerdo, puderam demonstrar que as referidas funções podem ser transferidas ao hemisfério direito. Esta relocalização na criança tende a se desenvolver através de outras capacidades cognitivas que se acham ali. A linguagem assim adquirida pode sofrer pelo inadequado uso do território neuronal disponível.

J. Eccles(32) sugere que, em uma medida importante, pode-se dizer: o aprendizado substitui a herança no desenvolvimento da participação hemisférica da função, tal como se descobre no cérebro humano adulto. Segundo Lhermitte e Cautier (35) a palavra afasia, na pessoa adulta, deveria restringir-se aos transtornos da expressão e da recepção do código simbólico da linguagem falada ou escrita, causada por uma lesão cerebral unilateral, circunscrita à área da linguagem no hemisfério dominante. Esta concepção é, sem dúvida, anátomo-clínica.

Recordemos que esses quadros se produzem sempre depois do desenvolvimento da compreensão e das expressões verbais. Desta forma, podemos distinguir as afasias nas crianças de outros casos "como a surdo-mudez (afasia congênita, afasia de integração) e das dislexias de evolução... de transtornos disártricos e fonêmicos da himeplegia infantil" Hécaen.(36)

Não nos deteremos na resenha histórica das investigações que tratam de relacionar a afasia como sintomatologia e as alterações a nível do cérebro, mas faremos uma breve referência esclarecedora ao desenvolver as duas formas predominantes da afasia: a expressiva e a receptiva.

Tomaremos a classificação e a compreensão das afasias desde a neurolingüística, proposta por H. Hécaen (36) (por considerá-la de valor prático na reabilitação, assim como útil para uma possível correlação com as formas de manejo corpóreo-sonoro-musical), que apresenta a pessoa afásica e as possíveis abordagens musicoterapêuticas. Para ele, a afasia é um transtorno da utilização das regras (código) em seus diferentes níveis.

Os métodos e conceitos da lingüística podem precisar e separar as perturbações afásicas das outras desordens da palavra. A obser-

146

vação e a avaliação sistematizada das perturbações que afetam a utilização do sistema fonológico e as regras sintáticas permitem separar o campo da afasia de outros, como: os transtornos paréticos, atáxicos ou as demências. A partir do ponto de vista da neurolingüística, a discriminação fonêmica perturbada, ou seja, "a surdez verbal", pode diferenciar-se de outros, como por exemplo a diminuição da acuidade auditiva para certos sons da linguagem.

Benenzon, através da formulação do seu princípio de ISO, nos propõe uma forma de nos acercarmos do fenômeno do "si mesmo" corpóreo-sonoro-musical.

Aproximarmo-nos das manifestações corpóreo-sonoro-musicais da pessoa afásica pode ser o começo de um processo musicoterapêutico. O estudo dos diferentes quadros pode ser ponto de partida para diferentes linhas de investigação e tratamento, assim como uma possível via de acesso aos mecanismos normais do processo de codificação do pensamento e sua relação com as funções musicais.

1. AS AFASIAS EXPRESSIVAS

Nesse caso, o paciente tem dificuldades, principalmente com a expressão verbal. A primeira descrição que relaciona essas perturbações com uma alteração anatomopatológica foi feita por Broca, no ano de 1861. Desde então, muito tem evoluído a neurologia, a lingüística e a psicologia. Hoje podemos falar de uma neurolingüística, de uma neuropsicologia, e está no musicoterapeuta chegar à fundamentação de uma neurosonologia musical.

De acordo com os fenômenos observados e os diferentes parâmetros considerados, há uma grande variedade de possibilidades para classificar a sintomatologia do afásico. Por exemplo: a afasia de Broca ou afasia anterior tem recebido diferentes denominações como: anartria s(Pierre Marie), afasia verbal s(Heal), afasia motriz s(Goldstein), afasia motora eferente s(Luria), afasia expressiva s(Weinsenburg e Mc Bride), disartria s(Bay), síndrome de desintegração fonética s(Alajouanine) etc.

Essas pessoas com freqüência têm dificuldade na articulação, diminuição da sua capacidade para a seleção da palavra adequada ao tentar expressar suas idéias. Restringem o seu vocabulário, podendo reduzi-lo, em casos graves, à emissão de sons inarticulados; sua organização gramatical sofre também um retrocesso a formas mais simples.

Podem existir parafasias e dificuldades na parte inicial da palavra. A compreensão verbal e auditiva dessas pessoas geralmente é pouco alterada. Nos entendem. Quanto à linguagem escrita, segue o mesmo sentido da linguagem oral. Não podem escrever o que não podem dizer. Em compensação, a leitura se apresenta levemente afetada.

A gama de dificuldades é muito ampla. Em cada pessoa se apresenta com características que lhes são próprias. Há variações quanto aos idiomas que aprendeu previamente, às possibilidades de instrução que teve etc.

A escola de Hécaen os divide em grupos da seguinte forma:

A — Afasia de realizações fonêmicas.

B — Agramatismo ou transtorno da realização sintática.

C — Afasia de condução ou transtornos na programação da frase.

D — Afasia amnésica ou distúrbio na seleção de morfemas.

Cada grupo tem características próprias, sobre as quais recomendamos uma maior informação para uma melhor programação de exercícios especiais a partir da Musicoterapia.

a. *Afasias Receptivas*

As afasias receptivas ou perceptivas foram descritas pela primeira vez por Wernike, no ano de 1874, demonstrando que uma lesão na primeira circunvolução temporal acarreta uma perda da memória das imagens auditivas da palavra.

Para Hécaen compreende o grupo das afasias sensoriais.(36) As pessoas que padecem desta enfermidade têm dificuldades na compreensão da linguagem. Pode haver uma grande perturbação da produção verbal, que dê lugar a parafasias. Outras vezes aparecem neologismos e, em casos graves, o seu discurso é uma espécie de algaravia incompreensível. Pode haver anomia, alexia e agrafia. É freqüente a euforia e a falta de consciência do déficit lingüístico (anasoagnosia).(39) A evocação verbal também fica alterada.

Nos casos extremos, a incompreensão verbal é absoluta. A leitura em voz alta em geral é possível, embora apresente paralexias análogas à parafasia da linguagem espontânea. Apesar de poder ler, o que é feito corretamente em voz alta, não é compreendido.

O enfermo geralmente pode escrever o seu nome. Em casos mais graves conserva-se a cópia. A expressão escrita, quando está presente, é abundante e incompreensível, igualmente a oral.

A afasia sensorial pode trazer particulares transtornos de praxias ideatórias, ideomotoras e construtivas, acalculia, transtornos no reconhecimento de objetos, imagens, cores, agnosia digital, inclusive auto-topognosia.

b. *A Surdez Verbal Pura*

Trata-se de um transtorno seletivo da recepção verbal. A pessoa não pode decodificar os signos sonoros da linguagem.(36) Pode-se comunicar com ela através de escrita. A síndrome na sua forma mais pura somente implica na perda da compreensão e da repetição das palavras e a impossibilidade de escrever algo ditado.

Como veremos mais adiante, podem existir transtornos do reconhecimento musical, agnosia dos ruídos, assim como a alteração na percepção melódica.

Assim sendo, as afasias *sensoriais* podem assumir duas formas predominantes:

— Forma com predomínio de surdez verbal.

— Forma com predomínio de transtornos da compreensão verbal.

Muito se poderia escrever sobre as síndromes acima descritas.

Consideramos muito importante o conhecimento profundo das possibilidades comunicativas permanentes do afásico, pois a partir daí se encara todo o programa de reabilitação. É fundamental o trabalho interdisciplinatório, para delimitar os objetivos e as finalidades comuns.

B. AS APRAXIAS — DEFINIÇÃO E APROXIMAÇÃO AOS TRANSTORNOS QUE DETERMINA

Como já dissemos anteriormente com freqüência, sobretudo no caso das afasias sensoriais, de acordo com a localização e a extensão da lesão, a pessoa afásica pode ter também dificuldades na expressão gestual intencional, esquecer-se como vestir-se, perder a sua capacidade para o desenho etc. Estas dificuldades denominam-se apraxias. Hécaen (36) descreve quatro grandes variedades de transtornos gestuais: a apraxia ideomotora, a apraxia ideatória, a apraxia construtiva e a apraxia da vestimenta. Os outros tipos de apraxia limitam-se a um segmento corporal (rosto, extremidades, tronco) e são: a apraxia mielocinética, a apraxia buco-línguo-facial, a apraxia da marcha e outros mais complexos para seu estudo e descrição, como as apraxias unilaterais, por exemplo: a apraxia simpática, a apraxia calosa etc.

C. AS AGNOSIAS — DEFINIÇÃO E APROXIMAÇÃO AOS TRANSTORNOS QUE DETERMINA

Basicamente consiste em um não reconhecimento de objetos, imagens, sons etc. As classificações em geral têm sido feitas, levando-se em conta a esfera sensitiva-sensorial, na qual se manifesta o transtorno.

O paciente afásico pode ter agnosia para os símbolos gráficos. Podemos distinguir os seguintes:(36)

Agnosias visuais:

— Agnosias para os objetos.

— Agnosias para as figuras simbólicas.

— Agnosias para as cores.

— Agnosias das fisionomias (é a incapacidade para reconhecer fisionomias).

— Agnosias espaciais.

— Negligências para o hemiespaço ou agnosia unilateral.

— Agnosias táteis.

— Agnosias corporais.

— Agnosias auditivas.

— Agnosias olfativas e gustativas.

As possibilidades da Musicoterapia e a recuperação do paciente com transtornos da linguagem e da comunicação em geral, assim como as agnosias auditivas e corporais, nos mostram outra vez a importância do amplo estudo do complexo som-ser humano. Sabemos que o nosso processo de individualização está constantemente imerso num mundo de diferentes sons. Estes sons externos e internos, o movimento que os acompanha e os aspectos sensoperceptivos adquirem distintos significados afetivos ao longo do desenvolvimento da nossa identidade. A afetividade do paciente afásico é um problema de difícil abordagem. Sabemos que pode haver uma desindividualização transitória, como um fenômeno regressivo. Sem dúvida, na prática clínica observam-se processos que não podem deixar de nos assombrar. A personalidade anterior, a variedade dos transtornos e a ajuda que pode receber durante o seu processo de reabilitação determinarão as suas características afetivas. Na grande maioria dos casos, há um "antes" e um "depois". Como se insere o episódio em si, assim como a sua seqüela em um processo vital individual, onde o que mais importa ao ser humano é manter um certo grau de unidade e de continidade existencial? Mais além da sintomatologia, quem é este outro que tem dificuldades em sua comunicação verbal?

Quais são as contribuições do enquadre corpóreo-sonoro-musical da Musicoterapia, essencialmente não-verbal, na reabilitação do paciente com transtornos na comunicação oral, no manejo das suas apraxias, assim como da memória?

III. AVALIAÇÃO NEUROMUSICAL

A. *Breve Referência a Outros Trabalhos Relacionados*

Um quadro de afasia pode estar ou não acompanhado por alterações de distinta magnitude das funções musicais.

A descrição dessas funções alteradas e a definição do critério de normalidade são dois problemas importantes a resolver.

O primeiro quadro de "disfunção musical" foi descrito por Proust, em 1886. Ele se refere a um caso de alexia musical. Quanto ao termo amusia, este foi introduzido por Steinhals, em 1871, e ficou incorporado à terminologia médica com Knoblauch, em 1888. Ustvedt, em 1937, descreve 14 casos de amusia, dos quais 13 foram de origem cérebro-vascular. Wertheim e Botez propõem elementos bem definidos para a realização de um trabalho de avaliação das funções musicais.(43) Elsholz (44) publica um trabalho sobre a avaliação das amusias. É importante ressaltar que ambas as propostas referem-se a pacientes chamados aficcionados, cultos, ou que tenham recebido uma aprendizagem musical formal.

Um dos objetivos dessa investigação é tratar de criar uma ficha de avaliação neuromusical, com a finalidade de ser utilizada tanto para avaliar pacientes sem formação musical, quanto como uma boa preparação prévia à sua afasia.

B. *Elaboração da Ficha Neurosonora-musical*

O Centro de Investigação e Reabilitação do Afásico (CIRA) do Centro de Educação Médica e Investigações Clínicas (CEMIC), cuja fundadora e coordenadora é a professora Silvia Rubio, especializada em neurolingüística, organiza as suas propostas terapêuticas nas seguintes áreas: neurologia, neurolingüística, neuropsicologia, psicoterapia familiar, terapia física, terapia ocupacional, assistência social e na área neurosonora-musical.

A ideologia do Centro propõe instâncias de atendimento em hospital durante o dia e consultórios externos, de interconsultas profissionais em ateneus de ingresso, de seguimento e de avaliação para a alta e de formação profissional em ateneus bibliográficos, cursos, licenciaturas etc.

Atendem-se principalmente pessoas afásicas, adultas e adolescentes. Antes de entrar para o Centro, faz-se uma cuidadosa avaliação das capacidades e transtornos das pessoas afásicas nas distintas áreas, para daí propor objetivos e processos terapêuticos específicos.

Para elaborar essa ficha de avaliação foram levados em conta diferentes trabalhos relacionados com o desenvolvimento musical das crianças, outros relacionados especificamente com alguns aspectos, como por exemplo o ritmo, assim como todos os aspectos expressivos e receptivos da relação som-ser humano.(40, 41, 42, 43)

Começaremos dando algumas referências ao proposto por Bentley (44) quanto aos distintos momentos no desenvolvimento musical das crianças.

A percepção se dá como prévia à expressão.

O primeiro que se perceberia estaria relacionado com a qualidade dos sons.

Em uma segunda etapa se daria a recepção da melodia, primeiro em seus aspectos rítmicos, depois os melódicos.

No que se refere à expressão da melodia, os aspectos rítmicos aparecem primeiro e logo após os relacionados com os sons.

Na participação no canto em uníssono, o primeiro intento se daria a nível de aderir-se ao grupo em uma tonalidade própria (não na tonalidade em que canta o grupo, mas em um registro que é próprio). Mais adiante a criança será capaz de aderir à tonalidade escolhida pelo grupo.

Os elementos básicos da função musical segundo Wertheim e Botez são o sentido rítmico, o sentido dos sons (percepção da intensidade, duração, timbre, altura e capacidade para perceber os intervalos musicais) e, por último, é necessário transformar esta percepção musical em emoção. Quanto ao expressivo no musical, os elementos receptivos mencionados serviriam como base para o seu desenvolvimento.(38)

A investigação das funções musicais realizar-se-á com distintos objetivos, e a intenção é que a avaliação musical possa ser utilizada como:

— ponto de partida para a elaboração de um plano terapêutico de reabilitação em Musicoterapia;

— contribuição aos estudos relacionados com a localização das funções de ambos os hemisférios, assim como distinção daquelas funções da atividade musical que envolva especialmente o hemisfério dominante;

— elaboração de uma classificação das amusias baseadas nas funções;

— base para a eventual elaboração de métodos terapêuticos da reabilitação da linguagem, levando em consideração as funções musicais tendentes a facilitar a expressão verbal.

Com base nos pontos expostos, elaboramos ficha musicoterapêutica que inclui os seguintes dados:

I — Dados pessoais.

II — Preferências e particularidades do indivíduo.

III — Preferências e particularidades da família.

IV — Componentes predominantemente expressivos.

    a) Avaliação rítmica.

    Provas de ritmo.

    Adequação a ritmos externos.

    Reprodução de esquemas rítmicos.

    Reprodução rítmica de canções.

    b) Avaliação do canto.

    c) Auto-reconhecimento da voz.

    d) Avaliação do manejo instrumental.

V — Componentes predominantemente receptivos. Discriminação e memória auditiva.

    a) Sons e ruídos (gravados).

    b) Sons de alturas definidas (*idem*).

    c) Timbres.

    d) Intensidades.

    e) Aspectos de reconhecimento rítmico.

    f) Aspectos de reconhecimento melódico.

    g) Aspectos de reconhecimento harmônico.

VI — Experiências relacionadas com fenômenos sonoros ou musicais.

A avaliação rítmica compreende as três provas de ritmo de Mary Stambak,(47) uma prova para avaliar a capacidade do paciente para adequar-se a ritmos externos, a avaliação da sua capacidade para reproduzir esquemas rítmicos de estrutura musical, ou seja, que tenham uma distribuição regular de tempos fortes e fracos (compasso e tempo) e, por último, a reprodução do ritmo das canções que se avaliam no item "avaliação do canto".

Exemplos:

Stambak n.º 14 ....

Estruturas musicais, utilizando os mesmos elementos.

Ao avaliar o canto do paciente, levamos em conta diferentes aspectos que compreendem:

A sua capacidade para iniciar o canto de forma voluntária e a pedido do terapeuta. Observa-se se a sua eventual incapacidade deve-se a um problema relacionado com a memória, com aspectos motores ou com aspectos que têm a ver com uma perturbação sensorial. Leva-se em conta se é capaz de cantar com letra, se apresenta certas alterações e em que medida etc. .... Também se avalia até que ponto pode separar a letra da melodia. Por outro lado, registram-se os dados com os quais os pacientes podem contribuir em relação à sua imagem vocal, logo a partir da instalação de sua imagem vocal e da instalação da sua afasia: "Minha voz é mais rouca", "minha voz é mais aguda", "não tenho voz, não tenho cordas vocais, afrouxaram-se e não as posso fazer soar".

As canções que se avaliam são "Adios Muchachos", "Hino Nacional" e o "Arrorró".

Leva-se em consideração o canto e o reconhecimento auditivo, tanto vocal como instrumental.

Os outros dois pontos seguintes estão em relação com os aspectos emocionais ligados ao musical-sonoro. "Experiências relacionadas com algum fenômeno sonoro ou musical" permitem que o paciente comente diferentes aspectos significativos para ele, como ruídos e sons de sua casa, recordações, como o disco favorito ou o primeiro baile etc. ... Às vezes surge material relacionado com sua internação anterior à afasia. Exemplo: "Estando quase inconsciente, reagia à música movendo os dedos do pé, para marcar o compasso ou como que pedindo mais".

Essa testificação do enquadre não-verbal é em si mesma um processo. Consideramos que é importante a objetividade em relação à avaliação dos diferentes parâmetros. Sem dúvida, recordemos que a avaliação não deve excluir a contestação de ansiedades, mobilizações etc. que possam surgir.

Em alguns casos pode estar alterada a discriminação auditiva, e para avaliar este aspecto tomamos como ponto de partida a proposta de Inês Bustos Sánchez, que elaborou uma série de exercícios de recuperação para crianças com dificuldades da fala.(45)

Um aspecto da sua proposta compreende a discriminação auditiva de sons produzidos por uma enorme variedade de fontes sonoras registradas em um cassete e sua associação com uma série de imagens. Esses sons compreendem os ruídos produzidos com o próprio corpo, os ruídos e sons do meio ambiente, ruídos da natureza, instrumentos musicais, figura de fundo auditiva, ou seja, sobreposição de dois sons propostos anteriormente, memória auditiva (seqüência de três sons) e interpretação de acontecimentos registrados em forma sonora. Exemplo: abre-se uma garrafa e serve-se o seu conteúdo.

Esse tema é objeto de investigação. As musicoterapeutas D'Asero, Fontana e Sanchez estão elaborando um material, adaptando a proposta aos problemas específicos da agnosia auditiva e seu diagnóstico.

A percepção dos sons tônicos é avaliada, tal como propõe Wertheim e Botez, em seus níveis (30) intensidade, duração, timbre, altura, sentido dos intervalos e a percepção da linguagem musical.

Resumindo, podemos dizer que esta avaliação procura abranger também os aspectos relacionados com a história sonora do paciente, os aspectos receptivos e expressivos relacionados com o rítmico e o melódico, incluindo a palavra cantada.

Uma vez realizada a avaliação, elabora-se um plano terapêutico individual ou grupal, de pouca duração, que se modifica logo, de acordo com as necessidades do paciente.

O material de avaliação é de enorme valor, e se trabalha para inter-relacionar o material do manejo da linguagem verbal e do musical com o diagnóstico anátomo-patológico. Neste caso faremos referência a alguns comentários.

A., sexo feminino, 70 anos, uma admiradora da música erudita, especialmente a do período clássico e do romântico, assim como das canções francesas dos anos 40, queixa-se de haver perdido a sua capacidade para desfrutar a música do canto.

Apresenta uma surdez verbal pura com amusia. Na avaliação neurosonora-musical, podemos detectar que nem todas as funções estavam alteradas.

A nível dos componentes receptivos, pôde perceber e comparar alturas, intensidades, durações e timbres, distinguir ruídos de sons com alturas definidas. Sem dúvida a canção, a obra musical, não foi reconhecida nem percebida como uma forma em si. Neste sentido, a mensagem sonoro-musical não é decodificada, já que A. a percebe como um "balbucio", sem maiores variações, independentemente dos recursos musicais que apresente.

Seu auto-reconhecimento vocal falado conservou capacidades receptivas, como distinguir seu timbre de outros gravados, mas sem decodificar a mensagem.

Perdeu a sua capacidade para cantar, assim como para produzir sons afinados em forma isolada. Não "sentia" sua garganta para cantar.

Durante o curso do tratamento, a partir de exercícios específicos de auto-reconhecimento, de improvisações rítmicas, com rimas recitadas e de musicalização das mesmas, usando os parâmetros de duração e intensidade, a partir da palavra "ali" surge o primeiro esquema melódico-rítmico. A., daí por diante, pôde entoar palavras, combinando os graus quinto, primeiro e terceiro desta forma:

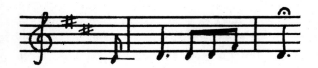

Chama a atenção essa forma de organizar a frase melódicarítmica, pois, embora a mesma seja freqüente na expressão musical dos povos do Norte da Argentina, não faz parte da história sonoromusical da paciente.

Como dissemos anteriormente, um quadro de afasia pode ser ou não acompanhado por diferentes transtornos a nível de linguagem sonoro-musical.

O próximo exemplo é de uma pessoa com afasia sensorial, com predomínio de surdez verbal.

Por ser a alteração a nível sensorial, começaremos comentando a sua avaliação neurosonora-musical.

Os aspectos receptivos da percepção rítmica conservados lhe permitem, de forma empírica, o compasso de uma canção.

Percebe as mudanças gradativamente agógicas e dinâmicas.

Tem dificuldades relacionadas com a retenção de esquemas rítmicos. Somente pode reproduzir aqueles que são muito breves e de durações iguais.

... si . .. .. . com dúvidas.

Discrimina timbres, altura, intensidades e durações.

Comparando dois ou três exemplos. Ao avaliar o reconhecimento melódico das canções conhecidas por ele, não identifica nenhuma. Reconhece os mesmos como algo familiar, mas não pode relacioná-los com a letra correspondente. Sem dúvida, alegra-se ao escutar música.

Quanto aos componentes expressivos, apresenta alterações rítmicas no canto espontâneo de uma canção conhecida por ele.

Apresenta alterações a nível de letra, de ritmo e de alturas; não conserva a regularidade do pulso ao cantar.

Não tem um *feedback* auditivo que lhe permita corrigir os erros e, por isso, desafina. Tem dificuldades para adequar-se a ritmos não propostos por ele. Pode conseguir mudanças gradativas.

Em ambos os casos, os aspectos conservados não só se incluíram nas sessões de Musicoterapia, como também em. todo o programa específico de reabilitação da linguagem.

As semelhanças e as diferenças nos permitem pensar em um possível grupamento em relação às funções musicais conservadas e alteradas.

Durante o próximo ponto, poder-se-ão ver exemplos de intervenção da Musicoterapia através de aspectos da linguagem sonoro-musical conservada.

IV. TRATAMENTO MUSICOTERAPÊUTICO DO PACIENTE AFÁSICO

Na Musicoterapia, procura-se o êxito em diferentes objetivos terapêuticos. Um grupo desses objetivos está relacionado com a percepção e expressão de emoções. Antes de nos estendermos mais sobre esses objetivos, acreditamos ser necessário fazer algumas reflexões teóricas. Recordando a definição a partir do ponto de vista dinâmico do dr. Benenzon, tal como o apresentamos no começo deste trabalho, podemos dizer que: "A Musicoterapia é uma técnica de comunicação que utiliza o som, a música e o movimento como objetos intermediários; e que esses elementos pré-verbais e não-verbais permitem retroceder a comunicação a estados muito regressivos, que nos facultam reelaborar uma aprendizagem do paciente".(8)

Revendo essa definição, percebe-se que o termo de objeto intermediário, utiliza-se, como propõe Rojas-Bermudez (16) em seus trabalhos sobre a inclusão de bonecos, junto com outras técnicas psicodramáticas, na reabilitação de pacientes psiquiátricos.

Dizemos então que um objeto intermediário é um instrumento de comunicação capaz de atuar terapeuticamente sobre o paciente, mediante a relação, sem desencadear estados de alarme intensos. Em Musicoterapia os objetos intermediários são os instrumentos e as suas sonoridades emitidas. É importante esclarecer a diferença entre ambos, porquanto a emissão sonora do boneco partirá do psicodramatista, ao passo que a do instrumento é peculiar e característica do instrumento. Por isso a escolha do objeto intermediário a ser usado assim como o material sonoro estão muito ligados à personalidade sonora do paciente.

A avaliação neurosonora-musical tem vários pontos que nos oferecem dados importantíssimos, relacionados com esse aspecto. Exemplo: tempo espontâneo do Stambak, verificação do enquadre não-verbal, gostos musicais etc.

Esclarecemos como segundo ponto vinculado com a comunicação pré-verbal e não-verbal, que permitem os elementos sonoro-musicais, que não é nosso objetivo retroceder à comunicação, e sim tomar essa comunicação alterada pela perda parcial do verbal, para lhe dar a maior quantidade de elementos complementares.

Voltemos então a recordar os objetivos do tratamento neuro-musicoterapêutico no referido centro de reabilitação.

O primeiro grupo de objetivos está relacionado com a expressão de emoções e compreende:

— comunicação;
— reforço do sentido de identidade;
— contato com a realidade: sua percepção;
— contato com o corpo como meio de expressão;
— contato com os próprios sentimentos;
— percepção e expressão da mensagem verbal.

O segundo grupo de objetivos está relacionado com a linguagem falada e são:

— imagem vocal;

— ritmo da palavra;

— relação melodia e palavra.

O terceiro grupo de objetivos está relacionado com a estimativa psicomotora em geral e é focalizado a partir da:

— percepção;

— memória;

— reprodução.

Quanto à metodologia, nos limitaremos a comentar alguns aspectos somente. Consideramos que o tema por si mesmo merece um cuidadoso estudo num capítulo de outro trabalho. Neste, só incluíremos exemplos de sessões de ilustração de alguns dos focos de trabalho antes mencionados.

Consideramos que através do jogo dramático que surge na sessão, o paciente pode pouco a pouco recobrar a espontaneidade. Desta maneira descobre novas possibilidades de comunicação com o outro. Trata-se, desta forma, de colaborar para que o paciente possa se dar conta das suas limitações e aceitá-las tal como são, para manobrá-las de maneira mais positiva para ele e para os que o rodeiam. À medida que conseguir comunicar-se com o seu corpo, com as suas sensações, supomos que adquire uma diminuição das inibições e um aumento da realização das suas possibilidades.

No presente trabalho, não podemos nos estender a outros aspectos técnicos de fundamental importância para nós, como o manejo da transferência e da contratransferência, tanto individual como grupal, na sessão de Musicoterapia dentro dessa especialidade.

Como já dissemos anteriormente, os pacientes têm sessões individuais e grupais de Musicoterapia, de acordo com as suas necessidades. O número de sessões pode variar, assim como a sua duração. Atualmente a maioria dos pacientes tem sessões semanais de tratamento em Musicoterapia.

Os critérios de agrupamento levam em consideração:

— A capacidade de comunicação verbal e não-verbal do paciente.

— Sua capacidade de perceber e interpretar a realidade.

— Sua tolerância das tensões que surgem à raiz da sua afasia e dos sintomas que podem acompanhá-la (exemplo hemiplegia).

— Suas defesas "egóicas" ante as mobilizações produzidas pelas perdas que implicam a sua enfermidade.

A decisão quanto à forma de trabalho toma-se em conjunto com a equipe interdisciplinária, tendo como base os resultados das avaliações, desde a Musicoterapia psicolingüística, fonoaudiologia, psicopedagogia, psicologia, terapia ocupacional e terapia física.

De acordo com o momento de cada grupo, levam-se em conta os diferentes objetivos mencionados anteriormente. Durante o desenvolvimento da sessão, observa-se a participação grupal, os papéis dentro do grupo, a possibilidade de expressão através do sonoro, para dar lugar ao afetivo, e as possibilidades de comunicação como um todo. Também deve-se registrar a resposta do paciente à inclusão de jogos sonoro-musicais que permitam o exercício necessário para o êxito dos objetivos, com a estimulação da memória, ritmo, criatividade etc...

A seguir nos limitaremos a transcrever uma sessão grupal de Musicoterapia com o objetivo de ilustrar o comentado anteriormente.

O grupo é composto por quatro pacientes:

— V., 23 anos, sexo masculino, com seqüelas resultantes de uma ferida de bala que originou uma lesão frontal esquerda e tálamo ótico esquerdo, com discreta atrofia cerebral central esquerda.

— P., 30 anos, sexo masculino, com seqüelas de uma trombose de carótida esquerda, com infarto isquêmico, correspondente ao território da silviana esquerda.

— C., 47 anos, sexo masculino, com seqüelas de várias intervenções por extirpação de oligodendrogliomas na região do opérculo rolândico esquerdo e temporo-parietal esquerdo.

— L., 48 anos, sexo masculino, com possível lesão occipital não detectada pelos diversos estudos que foram realizados. O paciente apresenta uma afasia com alterações da compreensão e da memória. Data: 5 de maio de 1982.

Os pacientes entram no local de trabalho, comentando os últimos acontecimentos relacionados com a Guerra das Malvinas.

L., enquanto fala, toma um tambor e improvisa um ritmo de marcha. Os outros integrantes o acompanham batendo palmas. Surge a depressão ante a idéia de que os dois mais jovens do grupo não estão aptos para servir como soldados. O tema da conversação é: "Somos iguais aos demais?". V. comenta que ele é e que não é como os outros da sua idade. C. comenta que ele, por enquanto, não pode trabalhar. P. marca um ritmo de marcha como o que L. havia sugerido antes. A terapeuta sugere que se proponha alguma canção que possa acompanhar P. Surgem as primeiras estrofes da "Marcha de San Lorenzo". O grupo procura recordar-se, e juntos reconstroem a primeira parte da mesma. Incluem-se outros elementos, como fraseado, pronúncia, respiração e apoio rítmico. Surgem recordações da conscrição. A terapeuta propõe que se eleja um instrumento para expressar por meio de uma improvisação individual os sentimentos de cada paciente. L. escolhe um tambor. P., um metalofone, V. e C., um pandeiro. A terapeuta intervém com uma maraca. Logo no primeiro momento de exploração do material sonoro se estabelece um diálogo sonoro-musical, onde se expressam diferentes estados de ânimo e onde se escuta e se é escutado. L. acompanha a sua improvisação rítmica com a letra, como que cantado baixinho "se eu tivera o coração, o coração que dei". Aqui se interrompem as improvisações. Cada integrante do grupo recorda outras frases do mesmo tango "Uno", como: "alguém busca cheio de esperança", "mas a luta é cruel e é longa", e pouco a pouco surge a estrofe inteira. "Alguém busca, cheio de esperança, o caminho que os sonhos prometeram a suas ansiedades. Sabe que a luta é cruel e muita. Mas luta e sangra pela fé que o obceca". Esta canção foi trabalhada no grupo em outra ocasião.

O recordar é associado ao tratamento em Musicoterapia. L. e C. tentam respostas reparatórias ao começar a conectar-se com os "pode". L. se recorda de que antes (ao começar o tratamento) não se recordava de nada. C. enfatiza como agora sim se recorda e o acompanha. V. e P. expressam que isto é música de velhos. P. propõe uma melodia dos Beatles. V., uma canção que canta Denis Rousseau. "Isto é de jovens", disse C., rindo. A terapeuta propõe pensar em alguma canção que seja de todos. L. começa a pensar e procura recordar o Hino Nacional. Todos procuram recordar, mas somente V. consegue cantar mais adiante "liberdade, liberdade, liberdade".

Entre todos combinam reaprender o Hino Nacional na próxima sessão.

Elegeu-se essa sessão para mostrar um exemplo de como se pode trabalhar os diferentes objetivos apresentados anteriormente em uma sessão grupal de Musicoterapia. Aqui vemos aspectos de comunicação, de contato com os próprios sentimentos por meio do manejo instrumental, de como os sentimentos se traduzem na mensagem não-verbal e, ao ser usado em algo criativo, não é vivido com alarme. Também podem observar como essa experiência e as demais da sessão servem para trabalhar aspectos relacionados com a imagem vocal, ritmo, melodia, sua relação com a palavra, respiração, fraseado, memória etc.

Os próximos exemplos nos servirão para nos aproximar das possíveis técnicas a se utilizar em Musicoterapia para o êxito de objetos específicos relacionados com a expressão e a compreensão oral.

O paciente S., de 48 anos, sexo masculino, com afasia mista resultante de um aneurisma no sifão carotídeo. Sua comunicação caracteriza-se pelo uso de palavras soltas ou frases breves, mas com possibilidades de comunicar-se com os demais. É um apreciador culto e participou como extra no Cólon, enquanto estudava Direito. Suas referências musicais na atualidade são o tango e o folclore. No início do tratamento conseguiu reconhecer auditivamente as melodias propostas e pôde cantar com o apoio da terapeuta, com a pronúncia pouco clara. Após dois meses de trabalho grupal, o paciente começa a deixar de necessitar do apoio da terapeuta e, pouco a pouco, pode recordar e cantar sozinho, pronunciando com clareza e recordando a letra. O processo para consegui-lo foi:

— canto grupal marcando acentos ou ritmos de acordo com as possibilidades;

— canto grupal sem acompanhamento rítmico;

— canto individual com indução e com imitação simultânea dos movimentos da boca para cantar. Neste nível o paciente escuta a sua própria voz, explora as suas possibilidades vocais, cria pequenas melodias ao mesmo tempo que se trabalham os objetos de reaprendizagem da canção. Canta só e sem ajuda.

Atualmente o paciente canta, sem ajuda, várias canções; e lhe causa grande alegria e gratificação participar em diferentes atividades.

O próximo exemplo é baseado em um trabalho rítmico onde se explora a capacidade de acompanhar uma canção, marcando um pulso regular, adequando-se a um ritmo que não é o próprio.

C. é um paciente de 30 anos de idade, de sexo masculino, com lesões de baixa densidade, não expansivas, na região parieto-occipital, que apresenta sintomas que deixarão entrever uma surdez verbal parcial, com componentes sensoriais. Na avaliação neuromusical, o componente da surdez verbal mostra-se mais acentuado. O paciente não entende a letra das canções que antes escutava, e, se lhe recitam as mesmas, sem música, as entende melhor. Apresenta, além disso, amusia, não reconhecendo a melodia de canções conhecidas por ele, apresentando dificuldades para manter um ritmo regular ao acompanhar uma canção gravada ou cantada pela terapeuta; na prova de Stambak, fracassou na reprodução a partir do quinto exemplo. Em compensação podia reproduzir, recordar o mesmo exemplo quando lhe era dada a forma musical, tal como o expusemos ao falar da avaliação neuromusical no capítulo II.

Na realidade, o campo de investigação é enorme e muito interessante. A mesma descrição do quadro deste paciente nos faz refletir sobre como se processam realmente as funções musicais.

Neste caso, o acompanhamento regular se consegue a partir de um movimento corporal, que sugere o martelar ou o bater com um impulso que compromete todo o corpo.

Logo após a vivência corporal total vai reduzindo o movimento, até recuperar, se possível, a função.

O próximo exemplo se refere ao trabalho realizado em Musicoterapia com o paciente T., de 49 anos, sexo masculino, com uma afasia global, como seqüela de um infarto isquêmico têmporo-parietal-occipital esquerdo, caso em que as terapias utilizadas habitualmente não tiveram êxito na reabilitação. Após vários meses de trabalho, reavaliou-se o paciente e se reformulou o seu tratamento, excluindo-se praticamente a palavra falada. Em Musicoterapia, sem dúvida, viu-se que a palavra cantada, ainda que com sérias dificuldades, existia. No processo em Musicoterapia, a partir de uma canção aprendida no grupo, leva-se o paciente à palavra voluntária. O automático desaparece pouco a pouco, e o paciente se aproxima de uma espécie de recitativo cantado, tal como aparece nas óperas de Mozart ou Donizetti. Atualmente o paciente organiza as suas palavras num intervalo de terceira menor, ou sobre um som afinado, escolhido ao acaso.

Exemplo:

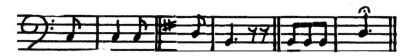

Em fonoaudiologia está-se trabalhando com o método melódico, tal como o propõem Sparks, Holland e Albert, dos Estados Unidos.(48, 47) Como conclusão desse último ponto, pensamos que o alcance da Musicoterapia no tratamento dos pacientes afásicos é muito amplo. Vimos como, através das possibilidades que oferece, o paciente pode completar a sua reabilitação de forma efetiva. Por outro lado, também consideramos que o trabalho nesse novo campo pode anexar novo material em relação ao estudo do funcionamento cerebral. Por último, consideramos que a Musicoterapia pode oferecer material novo para a elaboração de planos terapêuticos de reabilitação, ao trabalhar aspectos tradicionalmente não encarados, como o vimos nesse último exemplo.

V. UM CASO DE AFASIA INFANTIL

A afasia adquirida apresenta-se com características diferentes na criança. A partir do ponto de vista anátomo-clínico, observam-se lesões no hemisfério esquerdo naquelas crianças destras que tenham estruturado a sua linguagem. Na neurolingüística considera-se como afasia da criança "somente os transtornos da linguagem que se produzem depois do desenvolvimento da compreensão e da expressão verbais" Hécaen.(36)

O prognóstico é geralmente bom, devido à plasticidade do cérebro infantil. Durante os dois primeiros anos de vida, o crescimento é mais rápido. Depois deste período torna-se mais lenta, e aproximadamente aos 14 anos aparecem as características do cérebro adulto.

A afasia infantil é freqüentemente acompanhada por características regressivas e alterações motoras. Pode haver um mutismo inicial. As seqüelas mais freqüentes são a falta de iniciativa verbal, as anomias. Uma vez aprendida a lecto-escritura, podem haver alexias e agrafias. A incidência da aparição de aspectos regressivos e a freqüência de dificuldades na motricidade é importante, qualquer que seja a localização da lesão.

No caso da menina, que se descreve a seguir, a afasia é seqüela de um acidente automobilístico. No dia primeiro janeiro, a família (pai, mãe e duas filhas) sofrem um acidente automobilístico. J. sofre múltiplos traumatismos de crânio, clavícula e costelas. Sua mãe falece pouco depois do acidente. O pai e a irmã mais nova escapam praticamente ilesos. J. é internada no hospital infantil de La Plata. Permanece dez dias em coma e até o fim de janeiro em terapia intensiva. Recebe alta dois meses depois do acidente. Sua reabilitação é rápida quanto aos aspectos motores. No momento da consulta, decorridos dois meses e meio desde o acidente, ainda não consegue saltar.

Em abril a tomografia computadorizada descarta a possibilidade de lesões significativas.

Seqüelas: Aversão à fala e a comida. Não quer comer apesar de havê-lo feito antes, durante a sua internação. Quando da sua internação. Quando da sua primeira consulta, usa sonda nasogástrica. Sofrera uma traqueotomia logo após o acidente, depois de haver comido normalmente. Deixou de comer de repente.

Até esse momento (primeiros dias de abril) nunca lhe haviam falado sobre a morte da sua mãe.

Tentou-se abordá-la de diversas formas, para poder implementar indicações, as mais adequadas possíveis, para a sua recuperação. Na primeira interconsulta, desde a neurologia e a psiquiatria infantil, foi indicado um trabalho multidimensional para o seu quadro de isolamento: psicoterapia, musicoterapia e terapia ocupacional.

Encarou-se o tratamento específico da linguagem, uma vez que houve comunicação sonora, e quando as suas defesas "egóicas" puderam estruturar-se, para começar a dar espaços internos para a aprendizagem.

BREVE REFERÊNCIA AO ENQUADRE INSTITUCIONAL

Um Hospital de Dia é um local especial que dispõe da abordagem multidimensional, neste caso, da criança e do adolescente com severos transtornos psiquiátricos, com finalidades diagnósticas e terapêuticas, com um padrão interdisciplinário que inclui diferentes tipos de terapia e atividades. Sendo assim, permite o desenvolvimento das diversas funções egóicas e a reinserção da criança na família, na escola e na comunidade. O Hospital de Dia é, por assim dizer, um passo intermediário entre a introspecção ou isolamento do paciente e sua posterior socialização. Desta forma o definiram os diretores da instituição, fundada pelos doutores Robles Gorriti, Kuitca, Parral, Goldberg e colaboradores.

O marco referencial institucional baseia-se na teoria psicanalítica, que propõe a abordagem dinâmica e genética, encarando os sintomas como produto da ação recíproca contrária de forças, não examinando o fenômeno como tal, e sim a dinâmica que o produz; não estudando fatos isolados, a não ser em termos de processo, desenvolvimento, progressão e regressão.

Atividades incluídas: psicoterapia individual, grupal e familiar, psicopedagogia, musicoterapia, terapia ocupacional, reeducação física, recreação e o trabalho com o grupo de pais.

Para melhor compreensão da evolução grupal e individual de cada paciente, implementam-se reuniões semanais de supervisão e intercâmbio.

Dado o alto nível de isolamento de J., não foi incluída em nenhuma atividade grupal.

RELATO DO PROCESSO MUSIGOTERÁPICO DE J.

J. vem à sua primeira sessão de Musicoterapia acompanhada por seu pai. Já soube da morte da sua mãe. Aparentemente, não houve mudanças nela ao tomar conhecimento do fato. Chama a atenção a ausência quase que total de expressão em seu rosto.

Tudo é silêncio ao seu redor. Traz colocada a sonda nasogástrica. Aparentemente não se interessa por coisa alguma que a rodeia. Agarra-se a seu pai de tal forma que se processam as primeiras sessões incluindo o mesmo.

J. não fala nem come. A saliva acumula-se na sua boca e ela não a cospe. Revela atitudes de auto-agressão. Procura desarmar, desenlaçar e desfazer paninhos, objetos etc. Expressa o seu desgosto cuspindo no chão.

Um pouco mais tarde, aproxima-se dos instrumentos musicais que estão à vista. Seu pai procura entusiasmá-la. J. move-se pausadamente. Escolhe um caxixi brasileiro, tipo chocalho, o qual sacode. Este é o primeiro som de J... Procura descobrir o que tem dentro.

Logo após uma exploração, nada mais que tátil e visual, o deixa no chão e apanha um metalofone. Desta vez não há som, interessa-se somente por ver o que há dentro dele, Desarma-o e tenta armá-lo. Ao se dar conta de que não consegue, volta-se para seu pai.

Ambos estão tristes e silenciosos. O pai recorda que J. sabe, ou que ao menos sabia, muitas canções. Consta que sua voz era tão linda, que foi escolhida na escola para cantar em uma apresentação o "Campanero", em francês.

Sugiro-lhe que a cantem juntos. O pai e eu pegamos a mão de J. e nos colocamos de pé, formando uma roda. J. não pode ficar muito tempo em movimento. Pede colo, como se fora pequenininha, e se aninha como uma menininha reconfortada.

A partir dos estudos clínico-psicológicos, o diagnóstico de J. é: psicose pós-traumática, com severas características de isolamento e perda total da linguagem.

Para o seu tratamento em Musicoterapia, toma-se como ponto de partida a seguinte informação da ficha musicoterapêutica:

J., antes do seu acidente, desfrutava muito de todo o relacionamento com a música. Sua mãe incluía canções e movimentos em seus brinquedos com as bonecas. O pai também participava desses jogos. J. aprendeu a cantar o "Galo Pinto" aos dois anos de idade. Desde muito pequenina tinha caixas de música; as canções das mesmas: "Noite de Paz" e a "Canção de Ninar", de Brahms.

Também tinha seus discos. Escolhem-se algumas das canções interpretadas pelo conjunto Promúsica de Rosario e outras de María Elena Walsh, para incluí-las no teste sonoro-musical.

Em relação aos sons corporais, J. começou a arrotar antes de falar. Alguns dias antes tentou produzir sons com os seus dedos. Nessa etapa do tratamento, J. permanecia num mutismo total, invariavelmente. Desapareceram o sim e o não. Foram substituídos pela ação.

Durante o teste musical, sua conexão com os instrumentos não passa pelas qualidades sonoras, e sim pelas formas e pela necessidade de explorar o que contêm. Arma e desarma os objetos.

Diante do material gravado, não se comunica com nenhum dos exemplos.

O gravador, em si, é vivido com muita ansiedade. Durante a audição dos exemplos, continua armando e desarmando os objetos ao seu redor.

Na interconsulta com sua psicoterapeuta, confirmam-se a sua sensação de vazio e a de não estar viva. Seu corpo é considerado como algo desarmado e despedaçado. J., através de esboços e desenhos, mostra-se como que entrecortada. Não desenha a figura humana. Limita-se a desenhar quadrados, sem os fechar, de maneira muito lenta e com indiferença.

A partir dessa vivência corporal foi possível interpretar que ela não pode comer, porque a sua sensação é a de estar cortada por dentro. Há uma identificação maciça com a mãe, acompanhada de uma regressão a etapas anteriores.

Os primeiros focos do tratamento em Musicoterapia incluem então:

— abrir novos canais de comunicação para ajudar a elaborar a dor pela morte da mãe;

— favorecer situações de trabalho corporal para, a partir daí, melhorar o seu esquema corporal alterado;

— proporcionar-lhe objetos intermediários que lhe permitam uma expressão sonora dos seus sentimentos e que logo permitam a aceitação dos seus próprios sons, entre eles as pancadas, o pranto, o riso sonoro e, na medida do possível, a palavra falada.

Ante a situação de grande regressão e diante da evidência de que aquela zona oral não era vivida nem aceita com prazer, incorporou-se todo o tipo de instrumentos de sopro, apitos de festa, de amolador, dos que imitam o canto dos pássaros etc.

Partindo do princípio de que o instrumento musical é um prolongamento do corpo humano e que funciona como objeto intermediário, acrescentamos outros instrumentos que permitem a sonorização de gestos, expressando sentimentos.

J. tem grande necessidade de contato corporal.

Pede para ficar no colo. Por outro lado, levanta-se e de maneira insistente corre até a rua. Na rua caminha como que procurando algo, ou alguém. Pouco a pouco consegue permanecer na sessão sem angustiar-se.

Começa então a se estabelecer um diálogo não-verbal, que inclui gestos, objetos e instrumentos musicais. Sua expressão facial se transforma.

Após dez dias de o tratamento ter começado, sai do banho e bebe água pela primeira vez. Não será demais mencionar a alegria do seu pai, que nessa fase do trabalho vincular estava presente (e a minha). J. sorri.

Começa a trazer jogos dramáticos, relacionados com suas atividades cotidianas. Ao completar um mês de tratamento, "conta", todavia sem um som, o acidente. Dispõe as cadeiras como os assentos de um automóvel. Senta-se em uma delas. Sua expressão é de grande tristeza. Insiste na minha participação. Troca os assentos e tira as cadeiras. Torna-se agressiva. Ela não consegue sonorizar ou verbalizar os seus sentimentos. Através do papel de musicoterapeuta, uma pessoa pode se dar conta desses aspectos latentes. Improvisa uma melodia triste. J. muda de assento e me abraça com força. Aninha-se como um bebê, e eu a embalo como se o fora. A canção de ninar improvisada tem também letra. A letra descreve J. assinalando conteúdos reais, compartilhando, atuando na transferência e, ao mesmo tempo, ajudando na diferenciação. As palavras são aproximadamente: J. está triste. Perdeu sua mãe. Perdeu-a, mas há pessoas que a querem e que podem compartilhar a sua dor. Seu papai e sua irmã a querem muito. Também Elena, Liliana e Gabriela vão ajudá-la para que se sinta melhor... Esta sessão termina com uma atividade instrumental.

A partir dessa etapa, aparecem os sons de suspiro. Ao final de seis semanas, aproximadamente, aparece o canto. Podem-se cantarolar canções com J. Não há letra.

Ela pede para escutar música em sua casa. Dança com a música.

Aparece a primeira letra da canção: "Perdi uma menina", uma canção infantil tradicional.

Com voz como que de sussurro, aparece pouco a pouco "perdi uma menina, cataplin, cataplero, perdi uma menina, quem pode encontrá-la?" etc.

J. começa a se interessar por outras canções. P. pode aprender outras novas.

A nível da palavra falada, J. consegue emitir: "A casa, não quero mais". "Isto não."

No início lhe serve para discordar. Mais tarde, para pedir.

Aproveitam-se as canções para jogos, que incluem o desenho, o movimento e diferentes exercícios relacionados com a sensopercepção.

J. começa a trabalhar em psicopedagogia.

Em agosto é integrada a um grupo de pares. J. pode integrar-se, compartilhar e brigar. A cada instante recorre a uma infinita gama de elementos para se fazer entender.

No final do ano começa um trabalho específico de reeducação da linguagem.

Atualmente freqüenta um colégio de recuperação da sua escolaridade.

Como foi explicitado anteriormente, é de fundamental importância considerar a influência do som na formação do nosso aparelho psíquico. Sabemos que estamos constantemente imersos num mundo sonoro. O som é um fenômeno vivencial, a partir do ponto de vista de que somente existe como tal quando o fenômeno vibratório se converte em estímulos perceptíveis por um ser vivente. As neurociências têm como objetivo relacionar as condutas humanas com as estruturas e a fisiologia do sistema nervoso. Em J. podemos ver, por um ângulo, sintomas claros de desconexão temporal sensoperceptiva. Sua forma de perceber e de estar no mundo tem sido abruptamente modificada. Suas possibilidades de auto-reconhecimento e de conhecimento do mundo que a rodeia condicionaram-se temporariamente. A sua agnosia, sua apraxia e sua afasia interromperam essa unidade existencial a que todo ser humano se inclina.

Por outro lado, a partir de outra leitura, o seu processo de individualização assume um caminho regressivo ante a perda da sua mãe.

O espaço não-verbal da sessão de Musicoterapia permitiu estabelecer um espaço transicional. Somente uma compreensão dinâmica da personalidade e sua relação com os fenômenos sonoros que nos envolvem em forma permanente nos permitem implementar ações musicoterapêuticas. Esse espaço de ilusão e desilusão, tal como o propõe Winnicot,(53) é o lugar de uma realidade interna compartilhada. J. projeta a sua realidade interna através da linguagem corpóreo-sonoro-musical. Há expressão gestual e mais tarde expressão sonora. Há um processo de auto-reconhecimento e de conhecimento do outro, neste caso da sua musicoterapeuta, em situação de fusão e de individualização. Há um espaço para a repetição espontânea de jogos sonoros. J. seleciona material sonoro-musical produzido por ela e por outros. Podemos falar de uma experiência estética, ou seja, de uma busca, onde são privilegiados determinados estados de bem-estar. Se, a partir da expressão sonora de J. podemos falar de situações de catarse, de mobilização, de transferência vincular, na sessão de Musicoterapia se inclui pouco a pouco a experiência compartilhada do "belo". J. seleciona sons, canções. Eu, como sua musicoterapeuta, também escolho e seleciono. Sonorizar uma emoção é abrir o caminho da simbolização.

Escolher uma gravação é converter em realidade uma fantasia sonoro-musical.

Quando J. canta: "perdi uma menina...", esse canto não é somente uma manifestação de um automatismo. Embora se trate de uma canção bastante conhecida pela maioria das crianças argentinas, para J. representa uma possibilidade de comunicar um processo interno.

Nossa voz permite a distância. O jogo sonoro da harmonia permite a fusão simbólica. O conceito do ISO como descrição das manifestações de si mesmo, desde o corpóreo-sonoro-musical, é a formulação teórica que engloba o essencial da nossa identidade mais além dos danos e transtornos a nível do nosso sistema nervoso. A aceitação das limitações reais das seqüelas pode estar inserida num processo vital. J. aceita a comunicação verbal, mas antes chorou, riu, brigou, desfrutou: também se comunicou.

GLOSSÁRIO

Autotopoagnosia: descrita por Pick em 1908, caracteriza-se pela dificuldade ou impossibilidade de localizar e nomear as diferentes partes do corpo.

Acalculia: perda da capacidade de efetuar cálculos matemáticos.

Afasias: perturbações da comunicação verbal, causadas por lesões cerebrais circunscritas. A neurologia lingüística define-as como transtornos da utilização das regras (código) em seus diferentes níveis; este código será definido segundo os modelos usados.

Afasia agramática ou transtorno da realização sintática: caracteriza-se essencialmente por um discurso constituído por palavras isoladas.

Agnosias: perda da capacidade do reconhecimento de um objeto que não pode reduzir-se a defeitos sensoriais, ou perda da capacidade intelectual, ou de consciência, ou do caráter de não familiaridade do objeto.

Agógico: valores agógicos, durações e matizes de duração num discurso sonoro-musical.

Agrafia: perda da capacidade da linguagem escrita.

Alexias: perda da capacidade da leitura associada ou não à perda da capacidade da linguagem falada.

Altura: qualidade do som que leva em conta a variação da freqüência das ondas sonoras. Quando o seu espectro é harmônico e apresenta uma relação com seu fundamental, falamos de sons com altura definida. Uma melodia cantada é, a partir deste ponto de vista, o resultado de uma seleção das alturas em função das nossas necessidades expressivas.

Amusias: perturbações da recepção ou da expressão musical causadas por lesões cerebrais circunscritas.

Apraxias: incapacidade da atividade gestual intencional em uma pessoa cujos aparelhos de execução se encontram intactos (ausência de paralisia, de ataxia e de coreo-atetose) e que possui pleno conhecimento do ato que deve realizar (ausência de transtornos gnósticos e de déficits intelectuais globais).

Apraxia buco-línguo-facial: perturbação das atividades buco-línguofaciais não ligadas à palavra caracterizada pela dissociação entre a possibilidade de efetuar atividades voluntárias e a conservação das atividades automáticas e reflexas.

Apraxia construtiva: esta desordem manifesta-se quando se pede ao enfermo que desenhe espontaneamente ou de acordo com um modelo, que construa com pedaços de madeira ou arme um quebra-cabeça. A pessoa que padece desse mal é incapaz de traçar ou de reproduzir formas.

Apraxia ideatória: alteração na realização de um ato complexo, da sucessão lógica e harmoniosa dos diversos gestos elementos, enquanto que cada um destes, separadamente, é executado de forma correta. Exemplo: acender uma vela.

Apraxia ideomotriz: transtorno que afeta somente o gesto simples. Exemplo: gesto de beijar, da saudação militar etc.

Apraxia melocinética: descrita por Kleist como apraxia de execução pura, relacionada somente a uma pequena porção muscular. Ela se manifesta, por exemplo, pela impossibilidade de realizar movimentos rápidos, complexos e em série, tais como: tocar piano, apertar um botão ou diminuir a pressão à vontade.

Dinâmica: como fenômeno musical, faz referência a acentos e matizes no discurso sonoro-musical.

Entoação: capacidade para produzir um ou uma seqüência de vários sons, com alturas definidas, utilizando a voz.

Escuta dicótica ou dicotômica: técnica criada por D. E. Broadbent. Consiste em pronunciar simultaneamente uma cifra em um ouvido e outra diferente no outro. Uma prova consiste em pronunciar três pares de dígitos consecutivos e pedir à pessoa que recorde todos os números que ouvir.

Intensidade ou volume: parâmetro que se refere à qualidade do som, que varia em relação direta com a energia utilizada para a sua obtenção. Ao analisar as suas características acústicas, há uma relação diretamente proporcional entre a amplitude das ondas sonoras produzidas pelo estímulo e sua intensidade. A intensidade é um fenômeno físico. A magnitude da sensação produzida pela intensidade das perturbações fonológicas ao alcançar o ouvido denomina-se sonoridade. Desta forma, uma mesma quantidade de decibéis, a diferentes freqüências, pode ser percebida com sonoridades diferentes também.

Intervalo: diferença entre dois sons com alturas definidas. Executando-se os mesmos sons de forma sucessiva, o intervalo é melódico. Se a sua execução é simultânea, chama-se intervalo harmônico. A combinação de intervalos harmônicos dá lugar aos acordes.

Jergafasia: discurso constituído somente por palavras deformadas ou substituídas, entremeadas com algumas frases estereotipadas, quase sempre totalmente ininteligíveis.

Logorrera: aumento na iniciativa verbal.

Melodia: organização horizontal de sons com alturas definidas que, como um todo, apresenta leis estéticas implícitas.

Neologismo: vocábulos, acepções ou frases novas numa língua.

Parafasia: substituição, erro fônico.

Parafonia: confusão de palavras foneticamente semelhantes.

Perseveração: manifesta-se pela intensidade da ecolalia na comunicação verbal. O enfermo repete todas as perguntas, mas não consegue respondê-las. A nível sonoro-musical, é a repetição de um esquema rítmico-melódico enunciado, sem poder propor outro.

Ritmo: uma ordem, uma formalização do movimento e do som no tempo. Quando fazemos referência ao fenômeno do ritmo musical, falamos de uma seleção de durações sobre um tempo básico. Estas durações, por sua vez, vêm características dinâmicas. Exemplo: acentos e matizes.

Surdez verbal: transtorno que se refere à falta de reconhecimento dos signos sonoros da linguagem verbal.

Timbre: parâmetro que faz referência à propriedade pela qual o som de um instrumento ou de uma voz se distingue do outro. Deve-se à diferente forma de vibrar dos corpos sonoros em relação às diversas formas e materiais que as compõem. Exemplo: a diversidade de som entre as vozes masculinas e femininas.

BIBLIOGRAFIA

1. J. Wolf, *História da Música*, Editorial Labor, Barcelona, 1957.
2. John Redfield, *Música: Ciência e Arte*, Eudeba, Buenos Aires, 1961.
3. Enciclopédia Concisa Sopena, Barcelona, 1974.
4. Theodore Berland, *Ecologia e Ruído*, Marymar, Buenos Aires, 1973.
5. Shannon, C. A. e Weaver, W., *The Mathematical Theory of Communication Urban*, University of Illinois Press, 1949.
6. Ruesch, Jurgen, *Comunicacion Terapeutica*, Editorial Paidós, Buenos Aires, 1964.
7. Morris, C. W., *Signs, Language and Behavior*, Nova York, Prentice Hall, 1946.
8. Benenzon, Rolando, *Manual de Musicoterapia*, Editorial Paidós, Ibérica S.A., Barcelona, 1981.
9. Altshuler, I., *Four Years Experience with Music as a Therapeutic Agent at Eloise Hospital*, The American Psychiatrie Association, Michigan, Detroit, 1943.
10. Taragano, F., *Psicoanalisis Guestaltico*, Paidós, Buenos Aires, 1979.
11. Grebe, M. E., "Aspectos Culturales de la Musicoterapia, Algunas Relaciones entre Antropologia, Etnomusicologia y Musicoterapia", *Revista Musical Chilena*, Ano XXXI, 1977.
12. Sluckin, *Imprinting e Aprendizaje Temorano*, Horns, Paidós, Buenos Aires, 1961.
13. Tomatis, R., *L'oreille et le Langage*, Paris, Seuil, 1964.
14. Carmichael, L., *Manual de Psicologia Infantil*, El Ateneo, Buenos Aires, 1957.
15. Winnicott, D. W., *Escritos de Pediatria y Psicoanalisis*, Editorial Laia, Barcelona, 1981.
16. Rojas Bermudez, J., *Titeres y Psicodrama*, Genitor, Buenos Aires, 1970.

17. Gradenwitz, Peter, *La Musica de Israel*, Editorial Israel, Buenos Aires, 1949.

18. Günter, Grass, *El Tambor de Hojalata*, Editorial Joaquin Mortiz, México, 1963.

19. Freud, Sigmund, *Obras Completas*, Editorial Biblioteca Nueva, Madri, 1948.

20. Brenner, Charles, *Elementos Fundamentales de Psicoanalisis*, Editorial Rial, Libros Basicos, Buenos Aires, 1964.

21. Grove's Dictionary, editado por Eric Blom, Londres, Macmillan, 1954.

22. Sontag Lester, W., "Effecto del Ruido Durante el Periodo del Embarazo Sobre el Feto y la Conducta Adulta Subsiguiente", *Revista Argentina de Psiquiatria y Psicologia de la Infancia y Adolescencia*, I, 3, 4, ASAPIA, 1970.

23. Sachs, Curt, *Historia Universal de Los Instrumentos Musicales*, Ediciones Centurion, Buenos Aires, 1947.

24. Baron-Guiñazu, Alejandro, *Tecnicas Acuomusicoterapeuticas*, V Congresso de Musicoterapia, Actas, Gênova, Itália, 1985.

25. Menille, Juan Vazquez, "Utilizacion del Medio Acuatico en la Educacion de los Niños Autistas", *Revista de ASANA*, Ano 1, n.º 1, Buenos Aires, 1981.

26. Benenzon, Rolando, *Musicoterapia en la Psicosis Infantil*, Paidós, Buenos Aires, 1976.

27. Paz, Juan Carlos, *Introducion a la Musica de Nuestro Tiempo*, Editorial Sudamericana, Buenos Aires, 1971.

28. Schaeffer, Pierre, *Traité des Objets Musicaiux*, Editions du Seuil, Paris, 1966.

29. Benenzon, Rolando, *O Autismo, a Família, a Instituição e a Musicoterapia*, Entrelivros, Rio de Janeiro, Brasil, 1987.

30. Hannett, F., "The Hauting Lyric (The Personal and Social Significance of American Popular Songs)", *The Psychoanalytic Quarterly*, XXXIII, 1964.

31. Jung, Carl G., *Tipos Psicológicos*, Ed. Sudamericana, Buenos Aires, 1943.

32. Popper, Karl R. e Eccles, John C., *El yo u su Cerebro*, Ed. Labor Universitaria, Monografias, Barcelona, Espanha, 1982.

33. Kimura, Doreen, *La Asimetria del Cerebro Humano*, Seleciones de Scientific American con Introduciones de Richard F. Thomson y H. Blume, Ed. Rosario, Madri, Espanha, 1979.

34. Milnes, B.; Taylor, L. e Sperry, R. W., "Lateralized Supression of Dichotically — Presented Digits After Commissural Section in Man", *Science*, 1968.

35. Lhermitte, F. e Gautier, J., "Aphasia", Vinken, P. e Bruyn, G., *Handbook of Clinical Neurology*, Amsterdã, Holanda, 1969.

36. Hécaen, Henri, *Afasias y Apraxias*, E. Paidós, Buenos Aires, 1977.

37. Mendilaharsu, Carlos e Sélica Acevedo de, "Afasias, Agnosias, Apraxias", *Enciclopedia de Psiquiatria*, Vidal, Bleichmar Yusandivaras, Ed. El Ateneo, Buenos Aires, 1977.

38. Wertheim, N., *The Amusias;* Vinken, P. J. e Bruein, G. V., *Handbook of Clinical Neurology*, vol. IV, North Holland Publishing Company, Amsterdã, 1969.

39. Elsholz, Martin, "Amusia: La Perturbacion de la Capacidad Musical en los Afásicos", *in* G. Peuser, *La Investigación Interdisciplinaria de la Afasia*, Ed. Paidós, Barcelona, Espanha, 1980.

40. Aizenwaser, Vida Brenner de, "La Musica como Medio de Integracion en el Desarrollo Evolutivo del Ser Humano", *Revista de Musicoterapia*, Tomo IV, Buenos Aires, 1976.

41. Henson, R. A., "Neurological Aspects of Musical Experience" *in* Critchley, M. e Henson, R. A., *Musica and the Brain*, William Heinemann Medical Books Limited, Londres, 1977.

42. Willens, Edgar, *La Preparación Musical de Los Más Pequeños*, Eudeba, Buenos Aires, 1962.

43. —————, *Las Bases Psicológicas de la Educación Musical*, Eudeba, Buenos Aires, 1961.

44. Bentley, Arnold, *La Aptitud Musical de los Niños y como Determinarla*, Ed. Victor Leru, Buenos Aires, 1967.

45. Zazzo, René, *Manual para el Examen Psicológico del Niño*, vol. 1, Ed. Fundamentos, Madri, 1971.
Stambak, Mary, *Tres Pruebas de Ritmo*.

46. Bustos Sanches, Ines, *Discriminación Auditiva y Logopedia*, Ed. Ciencias de la Educación Preescolar y Especial, Madri, 1979.

47. Sparks, Robert W. e Holland, Audry, "Method: Melodic Intonation Therapy for Aphasia", *Journal of Speech and Hearing Disorders*, XLI, 187-297, 1976.

48. Albert, Martin M. D.; Sparks, M. S. C. e Nancy A. Helm, M. E., *Melodic Intonation Therapy for Aphasia*, vol. 29, Arch. Neurol., agosto, 1973.

VINTE E CINCO ANOS COM A MUSICOTERAPIA

CRONOLOGIA DAS ATIVIDADES EM MUSICOTERAPIA DO PROF. DR. ROLANDO BENENZON

1957 — Conclui estudos superiores de piano, harmonia, contraponto, fuga e instrumentação.

1961 — Obtém o prêmio da Associação Argentina de Compositores, por sua obra "Poema Op. 10" para violino e piano.

1962 — Conclui os seus estudos de medicina. Começa os estudos de técnicas psicoterápicas e psicanálise. Primeiras experiências das possibilidades regressivo-genéticas do som, no Hospital Neuropsiquiátrico. Trabalhos sobre psiquismo fetal e som.

1965 — Conclui os estudos de médico psiquiatria. Viaja à Inglaterra, conhece Juliette Alvin. Viaja à Suíça, conhece E. Willens.

1966 — Conhece o dr. Julio Bernaldo de Quiros, com quem cria a Comissão de Estudos de Musicoterapia, juntamente com Maria L. Nardelli, Frances Wolf, Violeta de Gainza, Rodolfo Arizaga, Vida Brener. Funda a Associação Argentina de Musicoterapia (ASAM). Cria a Escola de Formação de Musicoterapeutas na Faculdade de Medicina da Universidade de Salvador, sendo o seu diretor até o ano de 1982.

1968 — Preside as Primeiras Jornadas Latino-Americanas de Musicoterapia, em Buenos Aires. Convidada oficial: Juliette Alvin. Viaja ao Brasil e ajuda a fundar a Associação Brasileira de Musicoterapia no Rio de Janeiro. Funda e dirige a Revista de Musicoterapia (ASAM).

1969 — Preside o Primeiro Simpósio Argentino de Musicoterapia. Co-fundador da Associação Uruguaia de Musicoterapia.

1971 — Preside o Primeiro Congresso Interamericano de Musicoterapia. Convidado oficial: Pierre Schaeffer.

Co-fundador da Escola de Formação de Musicoterapeutas do Conservatório Brasileiro de Música do Rio de Janeiro, sendo seu supervisor até esta data.

Co-fundador da Associação de Musicoterapia do Paraná — Curitiba, Brasil.

Escreve o seu primeiro livro, *Musicoterapia y Educación*, Paidós.

1972 — Ministra cursos em Bogotá (Colômbia) e ajuda a fundar a Associação Colombiana de Musicoterapia.

Escreve *Musicoterapia em Psiquiatria*, junto com o maestro Antonio Yepes-Barry.

1973 — Participa do Primeiro Simpósio Chileno de Musicoterapia.

Ministra cursos no Uruguai, Chile, Brasil, Peru, Costa Rica, El Salvador, México.

Escreve o capítulo "Die Musiktherapie; Allgemeines Konzept und Einige Ihrer Prinzipen", no livro *Musiktherapię*, de Kurt Phalen, Heyne Broschur München.

1974 — Participa do Primeiro Encontro Brasileiro de Musicoterapia, Rio de Janeiro.

Participa do Primeiro Congresso Mundial de Musicoterapia, Paris.

Ministra cursos em Portugal (Fundação Calouste Gulbenkian), em Paris (Association de Recherches et d'aplications des Techniques Psychomusicales).

Co-fundador da Associação Paulista de Musicoterapia, São Paulo, Brasil.

1975 — Participa do III Deutsches Kongreb für Musiktherapie, Berlim, Alemanha.

Ministra cursos em Madri, Barcelona, Santander (Espanha), França, Berlim (Deutsche Gesellschaft für Musiktherapie), Gênova (Itália), Porto Rico, Caracas (Venezuela).

Co-fundador da Associação Porto-riquenha de Musicoterapia.

1976 — Preside o II Congresso Mundial de Musicoterapia em Buenos Aires, Argentina.

Funda e preside até a presente data a Associacion de Ayuda al Niño Aislado (ASANA).

Escreve o seu livro *Musicoterapia en la Psicosis Infantil*, Paidós.

É copiado pelo sistema Braille o seu primeiro livro.

Ministra cursos em: Maracaibo (Venezuela), Brasília, São José do Rio Preto, São Paulo (Brasil), Ponce y San Juan (Porto Rico), México, Guayaquil (Equador), Lima (Peru).

Co-fundador da Associacion Venezolana de Musicoterapia (AVEMUS).

1977 — Participa do Primeiro Simpósio Nacional de Musicoterapia (Madri, Espanha) e do Primeiro Seminário Chileno de Musicoterapia (Santiago, Chile).

1978 — Participa em The Ninth Annual Conference in The Mount Sinai Series in Communication Disorders, com um Seminário sobre "Music Therapy with Autistic Children", Nova York, EUA.

1979 — Ministra cursos no México, San Juan (Porto Rico), Bordeau (França), Gênova e Padova (Itália), Madri (Espanha) e Schöanbrunn (Alemanha).

1980 — Preside o Primeiro Congresso Mundial de Criança Isolada, Buenos Aires.

1981 — Presidente de Honra do III Congresso Mundial de Musicoterapia, San Juan (Porto Rico).

Ministra cursos em Barcelona (Espanha), Bordeaux (França) e São Paulo (Brasil).

Publica o seu livro *Manual de Musicoterapia*, Paidós.

Tradução para o inglês *Music Therapy Manual*, Charles Thomas Publisher.

1982 — Tradução para o inglês *Music Therapy in Child Psychosis*, Charles Thomas Publisher.

1983 — Participa do IV Congresso Mundial de Musicoterapia, Paris, França.

Coordenador do Comitê de Estudo da Federação Mundial de Musicoterapia.

Tradução para o francês do *Manual de Musicoterapia*, E. Privat Editorial.

Ministra seminários em Monthey, Neuchatel (Suíça), Valência (Espanha).

Supervisor da Formação de Musicoterapeutas de Bordeaux (França).

1984 — Tradução para o alemão *Einführung in die Musiktherapie, Mit Einen Vorwort Von Gertrud Orff, Kösel, Verlag.*

Tradução para o italiano *Manuale de Musicoterapia,* Edizione Borl.

Presidente de Honra do II Congres Mondial de L'Enfant Isole, Saint-Denis-Ile de la Reunion, França.

1985 — Presidente de Honra do V Congresso Mundial de Musicoterapia, Gênova, Itália.

Presidente de La Federacion Mundial de Musicoterapia.

Supervisão de La L'ecole de Musicotherapie de Neuchatel (Suíça).

Seminários de "Musicotherapie Didactique", Bordeaux Atelier de Musicotherapie, França.

Curso em Almeria e Valência (Espanha).

Coordenador do Curso de Pós-graduação de Musicoterapia, Universidade J. F. Kennedy, Buenos Aires.

1986 — Publica em português o seu livro *O Autismo, a Família, a Instituição e a Musicoterapia,* Enelivros.

1987 — Preside o III Congresso Mundial del Niño Aislado, Buenos Aires.

Supervisiona a Escola de Formação de Musicoterapeutas de Vitória (Espanha).

Ministra cursos em Nápoles, Asissi, Milão, Vercelli e Gênova (Itália), Paris (França) e Valência (Espanha).

É nomeado Presidente de Honra do VI Congresso Mundial de Musicoterapia, São Paulo, Brasil.

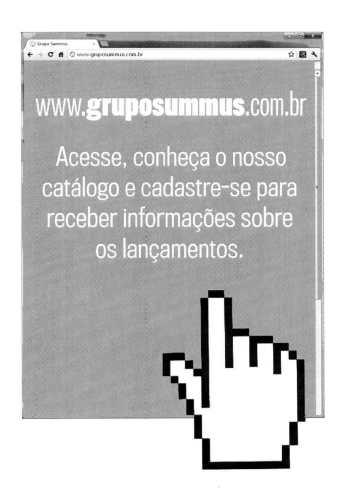